당신을 구해줄 10가지 생약처방

-약물 남용을 줄여주는 명 처방 TOP 10-

당신을 구해줄
10가지 생약 처방

펴 낸 날 2022년 3월 4일

지 은 이 이 혁
펴 낸 이 남계 이창희
조 언 우인 선생님
지 도 윤영배 선생님, 홍승헌 교수님
교정교열 이위재, 양윤서, 우담
기획편집 이윤숙, 이지희, 윤가영, 서해주
디 자 인 도서출판 생각 나눔
펴 낸 곳 도서출판 연화경
주 소 부산광역시 사하구 대다동 1014. 경원빌딩 204호
전 화 051-715-1079
팩 스 050-4321-7999
이 메 일 bookmain@think-book.com

• 책값은 표지 뒷면에 표기되어 있습니다.
  ISBN   979-11-972341-2-5(13510)

건강은 '순환'에서 시작되고, 병은 '순환의 정체'에서 비롯됩니다.

진정한 약이란 몸의 흐름을 억제하는 것이 아니라 돕는 것입니다.

생약 처방은 당신 몸의 정체된 흐름을 되살려주는 힘이 있습니다.

이 책의 생약 처방들이 당신의 든든한 조력자가 되었으면 합니다.

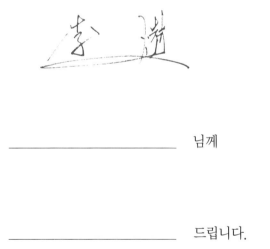

_____ 님께

_____ 드립니다.

이 책에 소개된 열 가지 생약 처방이
당신의 건강한 삶에 든든한 조력자가 되길 기원합니다.

"하루 한 처방, 10일 완성"

역사적으로 검증된 10종의 생약 처방을
당신만의 건강 무기로 만드세요.

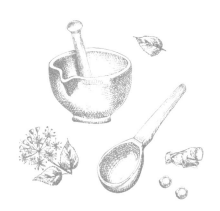

:: 목차

추천사　혼란스러운 세상이지만 −윤영배−

서문　"열이야 말로 최고의 묘약"

■　약물 남용을 줄여주는 생약 처방 TOP 10

"약물 남용의 시대, 어떻게 극복할 것인가?"

약물 남용과 더불어, 강한 내성으로 무장한 바이러스의 출현은
인류를 빠져나오기 힘든 저 깊은 늪으로 몰아넣고 있습니다.
"비아그라" "항생제와 스테로이드" 그리고 "코로나와 백신"
증상만 억제하는 대증치료가 절대적 법칙이 된 이 현실에서,
인간의 몸을 위하는 자연의 약은 점점 자리를 잃어가고 있습니다.
이런 암담한 악순환을 멈출 수 있는 유일한 해법은 바로
자연에서 비롯된 생약과 우리 몸의 위대한 자생력에 있지만,
생약이 대중에게 공유되지 못하는 이 현실이 참 개탄스럽습니다.

몸과 사람을 향하는 진정한 한방(韓方)이 점점 사라지고 있습니다.
몸의 현상을 해석하기보다는 유효성분과 지표 물질 분석 등으로
생약의 가치와 그 정의를 판단하는 것이 지금의 시스템입니다.
그러나 몸의 증상을 차단, 억제하는 것이 아니라 해석하는 것!
그리고 그 해석을 근거로 몸의 불균형을 해소해주는 것이 바로
생약, 아니 모든 약이 추구해야 할 정도라고 생각합니다.

저와 더불어 40여 년 생약을 연구해 온 전국 수천 명의 약사와 한
의사는, 생약으로 수많은 환자를 치료해왔으며 생약의 우수성을
그 누구보다 확신하고 있습니다.

나이 들수록 복용해야 하는 약물은 점점 늘어나는 현실이지만,
사실 우리는 건강하게 살 수 있는 해답을 이미 지니고 있었습니다.
단지 편중된 의약 시스템으로 인해, 지금껏 당신과 우리 모두에게
잘 전해지지 않았을 뿐입니다.

이런 현실에서 평소 아끼던 후학인 이혁 박사의 책은 참으로
신선합니다. 갈근탕, 향사평위산, 영계출감탕 보중익기탕 등,
그 이름만 들어도 가슴 한쪽이 뜨거워지는 생약 처방들입니다.
〈당신을 구해줄 10가지 생약 처방〉의 한약 처방이 널리 대중화될
수 있다면, 이 사회는 분명 합성 약물 남용의 폐해와 바이러스의
악순환에서 벗어날 수 있을 것입니다.

이 책이 한의약을 시작하는 후학들에게 좋은 길잡이가 될 뿐만
아니라 대중들의 약물 남용을 줄여줄 수 있는 귀중한 한 걸음이
되리라 믿어 의심치 않습니다.

증상과 효과만 나열하지 않고 몸의 흐름과 생약의 원리를 담은
이 한 권의 책이, 한방의 고유한 가치와 패러다임을 확산시키는
시발점이 될 것입니다.

-2021. 小雪에 윤영배-

20년 전, 대학 도서관에서 윤영배 선생님의 저서를 만난 후,
저는 진정한 한의약의 매력에 푹 빠져들기 시작했습니다.
복잡했던 혼돈의 길목에서 선생님의 책은 등불과 같았습니다.

"눈 내린 들판을 걸어갈 때 발걸음을 어지러이 하지 마라.
오늘 걷는 나의 발자국은 반드시 뒷사람의 이정표가 되리니"라는
서산 대사의 말씀처럼 한약사, 약사, 한의사 등 대한민국의 수많은
한약 전문가와 후학들이 선생님의 소중한 발자국을 따랐습니다.
저 역시 훗날 윤영배 선생님처럼 멋진 한방의 대가가 되리라고
결심했던 기억이 아직도 생생합니다.

제가 윤영배 선생님을 대한민국 최고의 대가라고 말하는 이유는
그 뛰어나신 실력에 근거한 것도 있지만 더욱 중요한 것은 바로
후학들과 환자들을 향한 아낌없는 희생과 헌신의 정신입니다.

다른 이들과는 달리 힘들게 얻으신 소중한 깨달음을 저서에 담아,
후학들을 위해 아낌없이 베풀어주시는 자애로움이 그 첫 번째요.
한방의 대중화를 위해 저술과 강의에 평생을 몸 바치신 그 노고가
바로 진정한 대가의 모습이라 생각합니다. 자신의 모든 것을 대중과
공유하는 자비로움은 마치 예수님의 사랑처럼 위대하게 느껴집니다.

수천 년 한방의 패러다임을 새롭게 해석해주신 선생님의 높은
이론은 저를 비롯한 수많은 후학의 노력으로 이어져, 그 고귀한
뜻이 역사에 길이길이 남을 것이라 믿어 의심치 않습니다.

저자 이혁 배상

"열이야 말로 최고의 묘약"

노벨 의학상 수상자인 〈르워프〉가 한 말입니다.
'의학의 아버지'로 불리는 〈히포크라테스〉 역시도 "나에게 열을 만드는 능력을 준다면, 세상의 모든 질병을 고쳐 보이겠다!"라는 명언을 남겼습니다.

그런데 여러분, 지금의 현실은 어떻습니까?
열이 나서 힘들어하는 사람에게 "당신 몸의 고열은 묘약"이니 해열제를 먹지 말라고 한다면, 아마 이상한 인간으로 분류될 수 있겠죠? 심지어 위험한 사람으로 취급받을 수도 있을 겁니다.
역사적인 명의들은, 열이 나는 것이 최고의 묘약이라고 했는데, 현대 의학은 열이 나는 상황을 마치 저승사자 바라보듯 합니다.
열이 날 기회조차 없습니다. 열나고 아프면 곧장 해열진통제를 복용하고 열을 차단해버리니까요.

제가 한약과 건강의 원리에 대해 무지하던 시기,
제 아들이 처음 항생제를 먹었던 날의 기억이 문득 떠오릅니다.
항생제를 복용하며 대변 상태와 소화 기능이 아주 불량해졌고
체력도 점점 쇠약해졌습니다. 그런데 걸음을 걷던 아들이 갑자기
어지러워하며 휘청거렸습니다. 그렇게 결국, 거실 바닥에 머리를
찍고 쓰러지던 어린 아들의 힘든 표정이 지금도 생생한데요.
이는 항생제를 먹은 지 단 이틀 만에 일어난 현상입니다.

　그런데 이는 꼭 필자 아들만의 문제는 아닙니다.
일상에서 누구나 겪을 수 있는 상황이며, 단지 그 사람이 지닌
몸 상태에 따라 정도의 차이만 있을 뿐입니다. 특히 아직 어린
자녀들이나 몸이 약한 어르신은 항생제나 소염진통제의 장복이
몸에 큰 부담을 줄 수 있는데요.

　필자는 지금 항생제의 단점을 언급하는 것이 아닙니다.
항생제 사용이 적절하지 않은 상황에서도, 무작정 항생제나 소염
진통제를 남용하며 건강을 해치는 현실이 안타까운 것입니다.
　이런 이유로 저는 8년 전 〈흰띠 한약사〉라는 한의약 입문서를
발간했었습니다. 만약 당신이 몇 가지 생약 처방만이라도 활용할
수 있다면, 합성 약물 남용으로 인한 폐해를 어느 정도 극복할
수 있다고 확신하였기 때문입니다.

그런데 한약의 대중화는 결코 쉬운 일이 아니었습니다.
한의학이라는 학문적인 난해함이 그 첫 번째 장애물이었으며,
생약의 원가가 합성 약의 원가보다 비싼 것도 큰 벽이었습니다.
그런데 그 무엇보다도 해결하기 힘들었던 난공불락의 장애물은
바로 '병과 몸을 대하는 관점의 차이'였습니다.

저는 이 책과 〈약과 이별할 용기〉라는 책이 출간되기 직전,
규모가 큰 도매 약국을 며칠 체험해봤습니다. 그런 대형 약국은
약을 찾는 사람들을 가장 많이 접해볼 수 있는 장소이니까요.
과연 이 책이 합성 약을 즐기는 사람들에게 다가갈 수 있을지,
그들에게 도움을 줄 수 있는 책이 될 수 있을지 궁금했습니다.
오래전 〈흰띠 한약사〉를 출간했을 때처럼, 나 혼자만의 유토피아
가 아닐 것이라고 믿었습니다.

우선 결론부터 말하면 이상과 현실은 역시나 달랐습니다.
어르신들이 먹는 약의 종류는 역시나 상상을 초월했습니다.
그런데 사람들은 약을 싫어하면서도, 또 약에 매달렸습니다.
빛을 잃어버린 그 눈빛에는 혼란함과 두려움만 남아있었습니다.
'몸의 원리나 처방에 대한 이해?'는 그저 저의 이상일 뿐이었죠.

저는 8년 전 〈흰띠 한약사〉에 이어 또 이상만 꿈꿨던 것입니다.

조용히 책을 읽고 생약 처방을 습득한 후, 각종 약물 남용에서 벗어날 수 있을 것 같은 사람이 사실 많지는 않아 보였습니다.

"근육통에 근육이완제, 진통제"는 누구나 수긍하지만, "근육통에 쌍화탕"을 설명해주면 대부분은 의아해합니다. "열이 날 때는 해열제" 역시 누구나 당연하게 생각하지만, "열이 날 때 소화제"라는 말은 아무도 들어주지 않습니다.

열이 나면 열을 차단하는 약만 찾았습니다. 아프면 진통제로 통증을 차단하는 것만 원했습니다. 피부가 가려우면 약 한 번에 가려움이 없어지길 원했습니다. 생활의 불균형을 돌아보기보다 약으로만 해결하려고 했습니다. 제가 운영했던 한약국 및 동료들 약국과는 분위기가 달랐습니다.

퇴근하는데 가슴이 먹먹해졌습니다. 약이 약을 부르는 이 악순환의 현실이 너무나 비참했습니다. 병이 나타나면 대부분 해열진통제, 소염진통제, 항생제 등, 각종 합성 약물을 찾고, 그렇게 약물 남용이 시작되었습니다. 그런데 이런 약들은 당신 몸의 체액 흐름을 차단하고 억제합니다. 몸의 건강을 결정하는 것은 "체액의 원활한 흐름과 순환"인데 오히려 약으로 흐름을 계속 차단하는 것입니다.

예를 들어 코가 막히면 코 혈관을 수축시키는 약을 씁니다. 교감신경을 흥분시켜 확장된 혈관을 좁게 만드는 원리입니다. 그런데 코가 막힌 당신의 몸은 스트레스나 과로, 수면 부족이 겹치면서 교감신경이 과잉된 상태였습니다.

이렇게 교감신경 과잉으로 인해 면역력에 문제가 발생했습니다. 그 결과, 평상시에는 당신 몸에 침입해도 아무런 문제가 없었던 외부의 찬 공기나 먼지, 세균, 바이러스에 매우 민감해집니다. 면역이 약해진 상태에서는 평범한 세균, 바이러스에도 우리 몸이 겁을 먹는 것입니다. 이때 세균과 바이러스들이 코라는 최전선을 건너뛰고 폐에 바로 직통하면 몸이 아주 위험해지겠죠? 그래서 코는 혈관을 확장해 외부의 적을 최대한 걸러내려고 합니다.

현재 당신 몸은 부교감 신경의 활성화를 통해 자율신경 조절을 원하고 있었습니다. 즉, 휴식과 이완을 원하는 것입니다. 그런데 약으로 오히려 교감신경을 자극하여 혈관을 수축시켜버립니다. 그렇게 코에 약을 뿌려 교감신경을 활성화하면 코는 뚫리겠죠? 혈관이 수축하며 코의 통로가 확보되니까요. 그런데 당신 몸이 진정으로 원하는 것은 이러한 임시방편이 아닐 겁니다. 잠시라도 과도한 교감신경을 달래고, 휴식을 통해 자율신경의 조화를 원합니다. 좀 답답하지만 잠시 코가 막히는 것을 원한다는 것입니다.

이런 이유로 합성 약을 반복해서 사용해봤자, 결국 우리 몸은 그것을 점점 거부하게 됩니다. 그럼 당신은 약용량을 점점 더 높이겠죠? 그렇게 몸을 망가뜨리는 약물 남용이 시작되는 것입니다. 이를 두고 통상 약의 내성이라고 말하는데 정확히 말하면, 몸이 원하는 방향과 반대되는 약을 계속 쓰니 내 몸의 '거부'가 점점 심해지는 것입니다. 이를 보고 내성이 생겼다고 말하지만 사실 이것은 '내성'이 아니라 몸의 '거절'인 것입니다.

통증 역시 그곳의 순환이 미흡해졌다는 몸의 소중한 신호이며, 몸의 흐름을 살려주면 병증은 자연스럽게 해소될 수 있습니다. 하지만 아프면 대부분 몸의 흐름을 차단하는 진통제를 찾습니다. 그렇게 몸의 흐름을 차단하면 통증은 잠시나마 사라지겠죠? 그러나 당신 몸은 점점 나락으로 빠진다는 것을 알아야 합니다. 순환시켜서 해소되어야 할 염증이나 독소들이 몸 안에 잠재되며 점점 더 병증을 키우게 되니까요.
   그래서 대증치료약은 꼭 필요한 순간에만 활용하여야 합니다. 하지만 이런 주장은 진통제, 항생제 등 대증 치료법이 공식화된 절대적인 현실 앞에서는 그저 공허한 염불처럼 들릴 뿐입니다.

필자는 합성 약물을 비판할 마음이 없습니다. 모든 약은 각자 역할이 있는데, 제가 어떻게 합성 약을 비판할 수 있겠습니까?

단지 우리 몸이 어느 순간 맞이한 중요한 순간에, 합성 약물이 오남용되는 안타까운 상황을 조금이라도 줄여보고 싶을 따름입니다. 항생제나 진통제가 몸에 해롭다는 편견도 단지 오남용으로 인한 것이니까요.

저는 아들에게 한약을 먹일 때마다 참으로 감사했습니다. 아픈 아이를 달래가며 병원에서 긴 시간 기다린 적도 없었고, 아이에게 항생제를 먹이면서 힘들어할 필요도 없었습니다. 갑자기 열이 나거나, 편도염, 중이염 등 염증이 발생했을 때나 맑은 콧물이 흐르며 비염, 알레르기 증상이 심해졌을 때 등, 한약을 알고 몸을 알면, 합성 약을 먹을 일이 없었습니다.

제가 누리고 있는 이러한 큰 혜택을, 혼자만 즐기고 죽을 수는 없었습니다. 이런 이유로 저는 약물 남용이 시작되는 그 순간에, 〈당신을 구해줄 수 있는 10가지 생약 처방〉을 기획하였습니다.

이 책은, 평소 잦은 약물 복용에 회의감을 느끼시는 분들이나, 혹 평소 한약 처방이나 대체의학에 관심이 많으신 분들 및 그리고 한약 공부에 본격적으로 뛰어든 의약 전공자분들이 한약 처방을 좀 더 쉽게 활용할 수 있도록 목표하였는데요. 여기에서 소개되는 10가지 처방의 조건은 다음과 같습니다.

1. 항생제 등, 약물 오남용을 최소화해 줄 수 있는 생약 처방

2. 일상에서 유용하게 활용할 수 있는 실용적인 생약 처방

3. 주변에서 구할 수 있는 생약 처방 중, 고가가 아닌 생약 처방

4. 역사적으로 검증된 유명한 처방 중, 오랜 기간 임상 경험 및

각종 연구를 통해 그 효능과 안전성이 검증된 생약 처방

한 예로 여기에 소개된 쌍화탕이란 생약은 다들 아실건데요. 이 책을 통해 쌍화탕의 묘미를 더욱 흥미롭게 이해한 후 이를 자기 것으로 만들게 되면, 그 처방은 지금껏 흔하게 느껴졌던 쌍화탕이 아니라 당신에게 새로운 보석으로 다가갈 것입니다.

단지 감기몸살약으로만 보였던 쌍화탕이 이제는 나이든 부모의 요통을 해소하는 진통제로, 혹은 종아리 경련 때문에 고생하는 아들을 위한 명약도 됩니다. 잦은 잠자리 후 목이 붓고 피곤해 하는 남편의 보약으로도 활용할 수 있습니다. 즉, 생약 처방을 조금만 더 깊이 이해하게 되면 그 처방은 당신과 가족의 인생에 든든한 조력자가 될 수 있습니다.

즉, 10가지 생약 처방 중 몇 가지 처방만이라도 일상에서 활용할 수 있다면, 우리 삶에서 든든한 아군을 얻은 것과 같습니다. 이제 그럼 10가지 생약 처방을 만나러 가볼까요?

제 1방

반하사심탕

半夏瀉心湯

스트레스로 인한 위염 및
명치의 답답함을 해소하는 처방

스트레스와 근심을 안고 음식을 먹게 되면
누구나 위염, 속 쓰림이 나타날 수 있습니다.
그러나 근본 원인인 스트레스를 해소하는 대신
항생제나 제산제 등을 너무 오래 남용하게 되면
오히려 위장 기능에 큰 부담을 줄 수 있는데요.

이럴 때 바로 '반하사심탕'이란 생약 처방이
당신의 위장을 건강하게 지켜줄 수 있습니다.

들어가는 글

어릴 적, 근심 가득한 얼굴로 식사를 하시던 어머니가
얼마 뒤 명치의 답답함을 호소하시며 구토를 하셨습니다.
엄마를 돕고 싶었지만 해드릴 수 있는 게 딱히 없었던,
그때의 안타까운 심정이 아직도 기억에 남아있는데요.

근심에 빠진 채 식사를 하면 쉽게 체할 수 있습니다.
스트레스를 받으면 소화 기관으로 향하는 혈액 순환이 미흡해지며
일순간 위장의 운동력이 약해지니까요.

이렇게 위장 기능이 약해진 상황에서 음식이 계속 들어오니
음식물이 소화, 분해되지 못한 채 정체되고 막혀버립니다.
그 결과, 위장은 소화를 위해 위산을 펑펑 분비하는데요.
그렇게 '위산 과다증'이란 병이 나타났습니다.

내 위장은 나를 살리기 위해 위산을 팍팍 분비하지만,
속이 쓰린 나는 오히려 제산제로 위산을 억제합니다.
이렇게 아이러니한 상황이 오랜 시간 이어진다면,
위장은 점점 무력해지며 그 기능을 상실하게 됩니다.

혈액 순환이 안 되는 신체 부위는 금세 썩고 변질합니다.
즉 스트레스로 인해 위장으로의 기혈순환이 막히게 되면
혈액 공급을 받지 못하는 조직에 독소가 쌓이게 됩니다.

그 결과 과립구 등이 출동해서 세포를 청소, 재생합니다.
이렇게 몸은 염증을 유발하고 혈액 순환을 촉진합니다.
그렇게 대청소 후에는 고름 등의 노폐물이 쌓이는데요.
노폐물이 쌓이면 세균이나 바이러스가 출동하겠죠?
탁해진 장소에 그들이 모이는 건 자연의 이치입니다.

이때 세균이나 바이러스를 없애는 것도 중요하지만,
근본 해법은 바로 스트레스로 인한 비위로의 순환 장애를
해소해주는 것이며 이때 활용할 수 있는 생약 처방이 바로
'**반하사심탕**'입니다.

자율신경실조로 인한
위염, 속 쓰림, 명치 답답함을 해소한다.

---◆---

心下痞

심하비

'명치 부근이 막혀 그득하고 답답한 증상을 해소한다.'

위염과 위궤양, 위산 과다증은 없애려고 해도 없어질 존재가 아닙니다. 합성 약으로는 그들을 완전히 제거하기 쉽지 않으며, 오히려 약물 남용으로 인해 몸에 부담만 가중될 수 있는데요. 주변을 둘러보면, 많은 사람이 이런 위장병을 지니고 있습니다. 특히 스트레스를 받은 상태로 식사하는 날이 오래 반복되거나, 밀가루 및 정크푸드를 즐겨 먹는 상황이 많아지면 이런 병증은 누구에게나 나타날 수 있는데요. 단지 사람마다 표출되는 증상의 강약 차이만 존재할 뿐입니다.

증상의 강약 차이는 '개인별 소화 능력'에 의해 결정됩니다. '개인별 소화 능력'이란 외부의 다양한 자극에 대한 각자의 해소 능력을 의미하는데요. 이때의 외부 자극이란 꼭 음식뿐만 아니라 정신적, 심리적인 면도 모두 포함되는 개념이랍니다. 즉, 위장의 소화 능력이란 물질적인 소화 능력뿐만 아니라 스트레스에 대한 정신적 소화 능력까지 포함되는 것입니다.

스트레스를 소화하지 못하면 위염, 위궤양이 쉽게 발생합니다. 혈액이 머리, 근육 등으로 집중되면서 복부, 위장 주변의 혈액 순환은 급격하게 감소하게 됩니다. 그 결과, 비위의 소화 기능은 일시적으로 쇠약해지게 되는데요.

이렇게 소화 기능이 미흡해지면 음식물에 포함되어있던 독소나 노폐물이 장에 정체됩니다. 염증이나 알레르기, 자가면역질환을 유발할 수 있는 노폐물들이 계속 쌓이는 것이지요.

우리 몸은 이런 상황을 그냥 두지 않습니다. 오랜 시간 방치하면 찌꺼기가 부식되며 강력한 독소를 배출할 것이고, 그 독소들은 결국 혈액 속에 녹아 들어가 몸의 소중한 세포와 조직을 점점 파괴할 것이기 때문입니다.

이런 이유로 위장은 위산(염산)을 팡팡 분비합니다. 그런데 위산은 매우 강력하지요? 식초의 10배 이상입니다. 이렇게 강한 위산이 심하게 분비되니 속이 매우 쓰려집니다.

신물이 역류할 수도 있겠죠? 역류성 식도염도 동반되게 됩니다.
그런데 이런 상황을 인내하는 것이 그리 쉬운 일이 아니기에,
대부분 제산제 등을 복용하며 위산을 묽게 만드는데요.

우리 몸은 주인을 살리기 위해 염산을 팍팍 뿌리는데
주인은 속이 쓰리니 오히려 약으로 위산의 분비를 통제해버리고,
더 나가서 항생제를 복용하며 장내 유익균까지 섬멸해버립니다.
그 결과 만성적인 위 무력증, 만성 위궤양, 만성 식도염이 발생
하게 됩니다. 그런 와중에 혹여 헬리코박터균이라도 발견된다면,
독한 항생제까지 폭탄 투여하게 됩니다.

우리 몸이 "항생제 그만 드세요!" 하며 어지러움과 구역, 복통,
설사와 같은 각종 신호를 보내줘도, 대부분은 치료하려는 의지가
강하기 때문에 끝까지 참고 약을 먹으며 그 고통을 인내합니다.
그런데 이런 경우, 장내 미생물 환경을 파괴해버리는 항생제의
장복이 과연 당신의 위장을 지켜줄 수 있을까요?

스트레스로 인해 위장으로의 순환 장애가 발생했습니다.
그 결과, 소화가 불량해지고 음식 독소가 쌓이게 되었습니다.
그런데 오히려 순환을 방해하는 약으로 위장 기능을 억제합니다.
여기에 더해 스트레스로 인해 강한 독성 물질까지 분비됩니다.

그런데 스트레스 독소는 사람도 쉽게 죽일 수 있을 만큼 매우 강력합니다. 분노하는 사람의 입김을 한 시간 모으면 약 80명을 즉사시킬 수 있는 강한 독소가 생성된다고 하는데요[1], 그렇게 강력한 독소들이 심장이나 위장으로 퍼지게 되면 세포들이 점점 변질하며 염증과 종양이 출몰하게 됩니다.

우리 몸은 그 독소들을 하루빨리 제거하기 위해 노력합니다. 만약 그 독소를 그대로 놔두면 소중한 세포들이 큰 타격을 받기 때문에, 세포의 청소부인 과립구 부대가 총출동합니다. 그 결과, 해당 조직에 염증을 유발하며 혈류 공급을 인위적으로 늘립니다. 즉 염증이 생겼다는 것은 바로 내 몸의 소중한 세포 하나하나를 지켜내겠다는 몸의 노력을 의미합니다.

마치 범죄 소굴에 경찰과 군인이 출동하는 것과 비슷합니다. 아마 그 둘 사이에 큰 전투가 벌어질 수 있겠죠? 시간이 흐르며 부서진 물건, 피나 고름 등이 주위를 더럽게 만들 수 있습니다. 즉 과립구가 출동하면 염증이나 고름 같은 노폐물이 배출되며 해당 조직 주위가 초토화됩니다. 그렇게 노폐물이 쌓이면 그것을 깨끗이 청소하기 위해 세균과 바이러스 등이 등장하게 되겠죠?

---

1) 미국의 엘머게이츠 박사는 인간의 감정에 따라 분비되는 입김(숨)을 분석한 결과, 기쁠 때, 슬플 때, 화낼 때 모두 입김의 색이 달랐다고 한다. 특히 화낼 때 입김은 밤색의 독소가 분비되었는데, 한 사람이 한 시간 동안 화를 내면 약 80명을 죽일 수 있는 밤색 독소가 분비되었다.

세균과 바이러스!

이들은 死者를 청소해주는 지구상의 유일한 물질입니다.

수많은 세균과 바이러스가 없었다면 지구에는 아마 인간과 각종 동, 식물의 시체가 에베레스트산보다 높게 쌓여있을 것입니다.

염증, 헬리코박터, 바이러스가 병의 근본 원인이 아닙니다.

위염이나 속 쓰림 등이 발생하는 근본 원인은 바로 위장으로의 혈액 순환 장애입니다. 기혈순환이 양호한 신체 부위는 세균과 바이러스가 존재하고 있어도 별다른 문제를 일으키지 않습니다. 반대로 기혈순환이 불량한 신체 부위는 세포가 사멸하고 독소가 쌓이면서, 점점 세균과 바이러스의 놀이터가 됩니다.

염증이나 세균은 이런 환경에 의한 결과적 산물입니다.

즉 체액 순환 정도에 의해 사라질 수도 늘어날 수도 있습니다. 그런데 현대 의학은 염증이나 세균이 우리 몸에 존재하는 것을 극도로 꺼립니다. 그래서 발견되는 즉시 박멸하려고 노력하지만 사실 그것들은 우리 몸에서 완전히 없앨 수 없는 존재들입니다.

마치 음식을 먹은 후 대변에 많은 대장균이 번식하는 것처럼, 바이러스와 세균 같은 미생물들의 출현은 육체를 지닌 숙주의 자연스러운 결과물입니다.

그러나 그것들을 없애기 위하여 독한 약을 장복하는 것은, 마치 사람이 잘 다니지 않는 산길에 잡초가 무성해졌다고 해서 산 전체에 제초제를 뿌려대는 것과 비슷합니다. 사람이 다니도록 길을 만들어주고 그 길의 흐름을 살려주면 잡초들은 자연스레 줄어드는 것처럼, 우리 몸도 평소 기혈과 체액의 흐름을 원활히 해준다면 각종 병증은 서서히 사라지게 됩니다.

물론 바이러스나 세균의 침입을 무시하자는 뜻이 아닙니다. 평소 그들이 몸 안에 번식하지 않도록 막아주는 핵심 요소는, 독한 약물이 아니라 '양호한 순환 능력'에 의해 결정되므로 평소 우리는 몸의 순환을 살리는 수단을 잘 활용해야 한답니다.

그러나 현실은 안타깝게도 온 산에 제초제를 뿌리듯 각종 화학 물질을 계속 투여합니다. 그렇게 합성 약물을 오랜 시간 먹으면, 한계치에 다다른 우리 몸은 이 상황을 벗어나려고 노력하는데요. 그 노력의 대표적인 모습이 바로, 몸으로 유입된 각종 독소를 피부 밖으로 밀어내는 '아토피' 증상입니다.

즉, 약 독소는 눈이나 피부, 혹은 목으로도 퍼져 나갑니다. 그 결과 눈이나 팔, 다리에 가려움과 염증이 생길 수 있습니다. 이런 경우 스테로이드제까지 추가로 사용하는 경우가 많은데요.

아섭게도 스테로이드제는 해당 부위로의 혈액 순환과 면역 세포의 활동을 더욱 억제해버립니다. 이렇게 해당 부위의 혈액 순환을 억제하면, 마치 마술처럼 순간적으로 통증과 증상이 확 줄어들게 됩니다. 배설과 청소 과정이 중단되어버리니까요. 그렇게 병증이 완치되었다고 착각하게 됩니다.

그러나 안타깝게도 이러한 마술쇼의 끝은 좋지 않습니다.
인과응보의 원칙이 가장 잘 적용되는 것이 바로 몸이고 건강입니다. 독소가 그만큼 유입되었으면 열과 염증을 유발하며 인내의 시간을 겪을 수밖에 없는 것이 몸의 자연스러운 원칙입니다.

그런데 약물을 통해 몸이 재생하려는 곳의 순환을 막았으니, 시간이 지나며 더 강력한 염증과 통증이 나타날 수 있습니다. 항생제나 스테로이드제로 언제까지 눈가림할 수 있을까요?
우리 몸은 '눈 가리고 아웅'하는 방법이 절대 통하지 않습니다.
결국, 염증은 더욱 업그레이드되어 나타나게 될 것입니다.

이와 마찬가지로, 약으로 위장으로의 혈액 순환을 억제해버리면 위염이나 위산 과다 등의 증상은 점점 만성화될 수 있습니다.
소화불량의 근본 원인은 염증이 아니라 스트레스로 인해 위장의 운동력이 약해진 것이 핵심이었기 때문입니다.

이런 경우는 교감신경의 항진을 정상화하여 자율신경 불균형을 해소해주는 것이 우선입니다. 그리고 위장으로의 순환을 정상화 하여 위장 운동력을 회복시켜주는 것이 치료의 핵심이 됩니다. 만약 거기에 더하여 소화 기관에 쌓인 노폐물까지 청소해주면 금상첨화가 되겠죠?

즉 '교감신경 정상화' + '위장 운동 정상화' + '노폐물 청소'
이 3단계가 바로 위장의 복잡한 상황을 해결하는 비책이 되며, 그것을 위해 창조된 처방이 바로 '반하사심탕'이 되겠습니다.

교감신경 항진상태를 완화하기 위해 〈황련〉이라는 약초가 위장 운동의 정상화를 위해 〈인삼과 생강, 건강〉이라는 약초가, 노폐물 청소와 막힌 곳을 뚫기 위해 〈반하〉가 만났습니다.

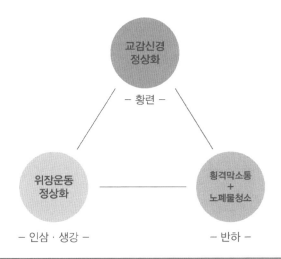

이렇게 자율신경이 실조된 것을 해소해주고 위장으로의 순환을 정상화하면 염증과 세균 역시 서서히 줄어들 수 있겠죠? 반하사심탕이 '기능성 소화불량' 및 위염, 역류성 식도염[2] 증상 완화에 유효한 것은 각종 연구를 통해서도 확인할 수 있답니다.

혹 위염이나 위궤양, 속 쓰림, 헬리코박터균이 발견되었다면, 그 원인의 중심부에는 대부분 만성 스트레스가 숨어있었습니다. 이런 상황에서는 위산 과다증을 억제하는 수단보다 스트레스의 근원을 인식하는 것이 더욱 우선입니다. 그래야 비로소 기름진 음식 섭취부터 야식, 폭식과 같은 생활의 문제들이 눈에 보이게 되며, 이를 조율하고 싶은 의지도 생기게 되니까요.

위암의 원인은 위염이나 헬리코박터균이 아닙니다.
과도한 걱정 및 스트레스와 더불어 나쁜 음식을 즐기며 세포가 살 수 없는 위장 환경을 만들었던 것이 바로 정상 세포를 좀비 세포로 변신시키고 헬리코박터균을 불러들인 주요 원인입니다.
위산 과다나 속 쓰림, 위염은 병의 원인이 아닙니다. 그들 역시 병의 결과인 것입니다.

---

2) 기능성 소화불량증에 대한 반하사심탕의 실험적 근거창출 및 기작규명을 위한 중개연구
 ‒ 국립의과학지식센터.
 역류성 식도염 유발 생쥐의 반하사심탕(半夏瀉心湯)투여 효과에 대한 실험 연구
 ‒ 대한한방내과학회
 반하사심탕 물 추출물의 항염증작용에 관한 연구 ‒원광대학교

스트레스로 인해 자율신경실조증이 오랜 시간 계속되면 누구나 과립구가 증가하고 궤양이나 염증이 동반된답니다. 현대 의학은 이를 비정상적인 상황으로 판단합니다만, 이런 상황을 내 몸의 자연스러운 재생 과정으로 받아들일 수 있어야 합니다. 그래야 약의 오남용도 줄어들고 생활의 불균형도 개선될 수 있습니다.

단지 없애야 할 나쁜 증상으로 치부하면 결국, 손에 쥐어지는 약봉지만 점점 더 늘어나게 될 것입니다.

명치가 답답한 증상, 구역, 구토 증상 및
트림, 복명(腹鳴), 신경성 위염, 속 쓰림

반하사심탕의 효능에서 언급하는 위염이나 소화불량은 대부분
'마음의 문제'가 동반되어 있음을 의미합니다. 이런 이유로 처방
이름에 마음, 즉 심(心)이라는 단어가 들어가는 것입니다.

만성 스트레스로 인해 위장으로 혈액 순환이 정체된 상황에서
오히려 기혈 흐름을 차단하는 약물을 오랜 시간 과용하는 것은
만성적인 위장 장애를 유발하는 원인이 됩니다. 따라서 약물을
활용하더라도, 평소 스트레스를 해소해주고 소화에 부담을 주는
음식은 되도록 피하는 것이 중요합니다.

눈에 보이는 결과만 가지고 내과적인 병증을 제거하려고 하면
오히려 우리 몸을 끝없이 괴롭힐 수 있다는 것을, 반드시 기억
하시기 바랍니다.

잦은 트림, 역류성 식도염

반복되는 위염 및 위궤양

위산 과다, 위산 분비 불균형

명치 부근의 답답함, 꽉 막힌 느낌

"명치 밑이 답답하며 수시로 트림을 하는 40대 남성"

이 남성은 식사 후 곧바로 앉아서 일하고, 밤에는 정크 식품을 즐기며 밤늦도록 게임을 즐겼는데요. 최근 들어 명치 밑이 답답하고, 조금만 먹어도 속이 더부룩하며 트림도 자주 올라옵니다. 속 쓰림이 심해져서 위산 억제제를 수시로 복용하고 있는데요. 병원 진단 결과는 역류성 식도염과 위염, 헬리코박터균!

각종 화학첨가물이 가득한 컵라면 및 과자, 빵 등 즐겨 먹으면 누구나 위장 기능이 약해지게 됩니다. 또 음식을 먹은 후 바로 책상에 앉아 컴퓨터 게임을 하면 혈액이 머리로 쏠리면서 위장 에서의 소화 기능은 점점 더 미흡해지겠죠?

위장은 남겨진 음식 찌꺼기를 소화하기 위해 위산을 강력하게 분비하였고, 그 결과 위산의 역류가 나타났습니다. 또한, 업무 과다에 오랜 시간 게임을 하며 수면 시간까지 부족해지니, 교감신경의 항진상태가 계속되고 있는데요. 그 결과, 위장과 기관지 등에 염증이 출몰하는 상황입니다.

이렇게 위장에서의 음식물 소화가 미흡해지면 담음(痰飮)과 같은 찌꺼기들이 쌓이게 되는데요. 그 결과 각종 미생물이 해당 부위로 모여 번성할 수 있습니다. 이런 상황에서는 독한 약을 먹으며 미생물을 사멸하는 방법이 아니라, 위장의 운동력을 회복시키고 자율신경 불균형을 정상화해주는 것이 몸을 살려주는 멋진 치료법이 됩니다. 자율신경 불균형과 위장 운동력이 회복된다면, 명치의 답답함과 위염 등도 점차 완화될 수 있을 겁니다.

"남편 때문에 자주 체하는 50대 여성"

이 50대 여성은 알코올 중독 남편 때문에 평소 자주 긴장하고 스트레스가 심한 편입니다. 남편이 술을 마신 날이면 속이 답답해지며 쉽게 체하는데요. 수시로 트림을 하고 명치의 답답함도 호소하고 있습니다.

여성의 명치 밑에 돌과 같은 멍울이 크게 생겼습니다.
평소 명치가 답답해서 식사량 역시 크게 줄어든 상황입니다.
이렇게 명치의 답답함이 동반된 경우 진통제나 소염제, 제산제 등에 오랜 시간 의존하면 오히려 증상이 심해질 수도 있는데요.
이때 자율신경 실조와 위장의 운동력 회복을 돕는 반하사심탕을 활용하면 증상의 해소에 적절한 도움이 될 수 있습니다.

이 여성은 반하사심탕에 2번째 소개할 처방인 〈향사평위산〉을 합방해 드렸는데요. 반하사심탕과 향사평위산의 무난한 효과를 체험한 후부터는, 평소 체했을 때 복용했던 위장약 대신 오로지 〈향사평위산 + 반하사심탕〉 처방만 애용한다고 합니다.

"치킨을 먹으면 명치가 막힌 듯 답답해지는 40대 남성"

심화(心火)를 자극하는 치킨을 먹으면 명치 쪽이 답답해지는 '심하비경' 증이 쉽게 발생하는데요. 이런 경우 반하사심탕과 **향사평위산** 두 처방을 적절히 활용하면 명치 답답함이 보다 빨리 해소될 수 있답니다.

이 남성은 체격이 큰 편이라서 반하사심탕 8g, 향사평위산 8g 으로 조제 해드렸는데요. 이런 경우에는 처방 복용 후 약 하루 정도면 명치 답답함이 대부분 해소된답니다.

반하사심탕이 필요한 사람은 주로 이런 특징이 있습니다.

> 1. 스트레스 과다, 걱정하며 식사할 일이 많은 사람
> 2. 성격이 예민하여 명치 부위가 종종 답답해지는 사람
> 3. 식사 후에 트림이나 신물이 자주 올라오는 사람
> 4. 음식물을 입에서 많이 씹지 않고 급하게 넘기는 사람

이런 사람들은 병이 만성화되었기에 평상시 반하사심탕을 달고 사는 경우가 많습니다. 그러나 위장병의 근본 원인은 만성 스트레스로 인한 자율신경 실조 및 식습관의 문제이기에, 근본적인 치료를 위해서는 스트레스 문제를 반드시 조율해나가야 합니다.

이처럼 반하사심탕은 만성 스트레스로 고생하는 성인의 소화불량에 자주 활용되는 한약 처방인데요. 혹시 자녀가 스트레스로 인해 명치 답답함 및 위염 증상이 발생했다면, 어린이들 역시 반하사심탕을 활용할 수 있습니다.

반하사심탕 역시 한의원 보험 한약입니다.
또한, 많은 제약회사에서 낱개 포장으로 생산하고 있으므로 주변 한약국이나 약국에서 소량으로도 구해볼 수 있는 대중화된 생약 처방입니다. 가격은 보험, 비보험 모두 대동소이합니다.

우리나라에 가서 사업해볼게!

어느 날, 한 동남아시아 외국인이 배를 만지며 말합니다.

"소화가 안돼~~ 장에 조은 약초 읍써요?"

그는 항상 속이 답답한 편이고 명치 아래가 꽉 막힌 것 같으며 트림을 자주 한다고 합니다. 사업으로 인해 평소 신경을 많이 쓰는 편이고 식사도 아주 급하게 합니다.

스트레스로 인한 위장 문제와 식체 증상이 동반된 상황이므로, 반하사심탕과 향사평위산 과립을 5~7g씩 5일분을 드렸습니다. 그리고 바쁘더라도 식사는 되도록 천천히 하시라고 조언하였는데요. 그리고 며칠 뒤, 그 남성이 다시 방문하였습니다.

"너무 좋아. 먹어본 것 중 최고. 이 약 우리나라 가서 팔면 good!"

그 외국인 남성은 이 약을 자기 나라에서 팔면 참 좋겠다면서 약 가격을 물어봤습니다. 오래전 일이라 기억이 흐릿한데 아마 고국이 인도네시아라고 말했던 것 같습니다. 그런데 한약 가격이 그 나라에서는 고가에 해당할 것인데 과연 사람들이 부담 없이 먹을 수 있을까 염려하며 한약의 가격을 알려줬습니다.

가격을 듣고 잠시 고민하던 남성이 말하길, 자기 나라에서는 약초들을 저렴하게 구할 수 있으니 자신이 돌아가서 직접 만들어보겠다고 말했습니다. 그리고는 한약 처방 안에 들어가는 약초들이 뭔지 물어보더군요. 좀 번거롭고 귀찮았지만, 영어학명을 찾아서 약초의 이름을 메모해 줬습니다. 반하사심탕을 볼 때면, 외국인 남성의 호기심 가득했던 그 눈빛이 종종 떠오릅니다.

반하사심탕의 핵심 증상은
'명치 밑이 답답하고 막힌 느낌'입니다.
이를 '심하비경'(心下痞硬)이라고 하며
마음의 문제와 밀접한 연관이 있습니다.

그러므로 평소 마음이 평온한 사람은
반하사심탕을 찾을 일이 드물답니다.

제 2방

향사평위산

香砂平胃散

"음식으로 인한 병증 발생을
최소화해주는 현대 사회의 필수 처방!"

우리는 지금껏 모르고 당하고만 있었습니다.
무심코 먹은 음식 때문에 아프고 고통받은 것을.

어느 날 갑자기 발열과 몸살 증상이 나타났다면
며칠 사이에 먹었던 음식이 범인일 수 있습니다.

이럴 때 향사평위산이란 처방을 알고 있다면
약이 약을 부르는 악순환을 예방 할 수 있습니다.

들어가는 글

음식은 마치 '양날의 검'처럼

최고의 약(藥)도 되고 최고의 독(毒)도 됩니다.

그러나 현대 사회의 각종 음식은 약(藥)이 되기보다

오히려 몸과 마음에 독으로 작용하는 경우가 많습니다.

우리는 이미 잘 알고 있습니다.

음식과 약이 하나라는 식약동원(食藥同原)의 의미와

평소 즐기는 음식이 곧 우리 자신이 된다는 사실을.

풀을 먹는 사슴이나 토끼는 성향이 온순하지만

육류를 즐기는 늑대나 호랑이는 공격적이듯,

동물은 위급한 상황이 아니면 그 본성이 일관됩니다.

그러나 채식부터 육식, 그리고 각종 화학 약품까지!
다양한 것들을 먹고 흡수할 수 있는 우리 인간은
어느 날은 천사였다가 또 어느 날은 아수라가 됩니다.

우리가 인식하지 못하는 사이에 음식 독소는 이미
당신의 청정한 본성과 육체를 장악하고 있습니다.

돈 때문에, 혹은 인간 때문에 분노할 수도 있습니다.
그러나 몸과 마음을 뒤흔드는 외부 자극의 중심에
음식이 도사리고 있는 것은 쉽게 인식하지 못합니다.

현대 사회 시스템상 음식 독소로 인한 문제들은 점점 더
늘어날 수밖에 없습니다. 그러나 이런 악조건 속에서도
우리가 '**향사평위산**'이란 처방을 활용할 수 있다면,
음식으로 인한 병증에서 최대한 벗어날 수 있을 겁니다.

각종 음식 독소로 인한
병증을 최소화한다.

治食傷
치식상

'음식 독소로 유발된 각종 병증을 치료 해소한다.'

얼마 전, 언론을 통해 '알몸 김치' 사례가 공개되었습니다. 구정물에 담긴 배추들, 그리고 까맣게 녹슨 포크래인이 배추를 담고 있습니다. 거기에 팬티도 입지 않은 맨발의 남성이, 구정물 속에서 배추를 주무르고 있는 사진이었는데요.

수년 전에는 4세 어린이가 햄버거를 먹은 후, 고열과 복통으로 고생하다가 신장 기능이 손상된 사건도 보도되었습니다. 아이의 병명은 〈햄버거병〉으로 잘 알려진 '용혈성 요독증후군'[3]인데요. 이 병은 통상적으로 급, 만성 신부전을 유발하며, 심하면 투석이나 사망에도 이르는 아주 무서운 병입니다.

---

3) 오염된 쇠고기로 만든 햄버거를 먹은 후 수십 명의 어린이가 집단 감염된 '용혈성 요독증후군'(HUS),은 1982년 미국 오리건주에서 처음 보고 되었다. 해마다 2만명 이상의 환자가 발생하고 그중 200명 이상이 사망한다고 알려져 있다.

만약 이런 사례가 언론을 통해 알려지지 않았다면 어땠을까요? 아마 음식으로 인해 각종 염증과 고열이 발생했더라도 그 핵심 원인이 음식인지는 전혀 눈치채지 못한 채, 많은 사람이 오랜 시간 무방비로 노출될 수 있었을 겁니다.

산화된 음식, 독소 가득한 음식들이 식단을 점령했습니다. 소나 닭을 키우며 뿌려지는 항생제양은 상상을 뛰어넘습니다. 그런 음식들이 과도하게 유입되면 체액이 급격하게 오염됩니다. 그 결과, 당신 몸의 여과기인 신장이 큰 타격을 받게 되는데요. 마치 정수기에 공장의 폐수를 한 바가지 부어버린 느낌입니다. 그런데 정수기의 필터는 언제든지 새것으로 교체할 수 있지만, 내 몸의 필터인 신장은 새것으로 쉽게 교체할 수 없습니다.

이렇게 신장 기능에 손상을 입으면 체액을 정화할 수 없기에 혈액과 림프액은 점점 더 탁해지게 됩니다. 그런데 체액 오염은 당뇨, 고혈압부터 암, 뇌졸중과 같은 각종 만성병의 주요 원인입니다. 하지만 불행히도 최근 다양한 음식들은 체액 오염과 신장 기능 저하를 유발하는 핵심 원인이 되는데요. 이처럼 오염된 음식이 우리 몸에 들어오면, 기관지부터 신장 등 다양한 신체 부위에 염증이 표출될 수 있으며 면역 체계에도 큰 혼란을 유발할 수 있습니다.

항생제 같은 화학 물질로 범벅된 음식 역시 마찬가지입니다. 세포와 장기에 타격을 줄 수 있는 독소가 몸속에 유입되면 몸은 그 독소를 태워 없애기 위해 고열과 통증을 유발하게 됩니다. 즉, 고열은 몸의 대청소를 위한 하나의 과정일 때가 많습니다.

이런 상황은 특히 아기나 어린이들에게 자주 발생합니다. 얼마 전까지 건강하던 아이가 외식한 다음 날 오한 발열이 발생하거나 폐렴, 편도염, 중이염, 구토, 설사가 동반될 수 있습니다. 즉, 잘못된 음식으로 인해 염증과 고열이 빈번하게 발생하지만 안타깝게도 이런 경우 해열제나 항생제, 심지어 스테로이드제를 장복시키는 경우도 아주 흔한데요.

물론 그 상황이 심각하다면 그런 약이 필요할 수도 있습니다. 그러나 열이 나고 아플 때마다 무조건 항생제나 소염진통제로 혈류의 순환을 억제하면, 배출되어야 할 독소들이 체내에 계속 축적되게 됩니다.

몸은 이 상황을 그냥 넘기지 않습니다. 약 기운이 떨어지면, 몸은 세포의 재생을 위해 또다시 염증과 통증, 열을 유발합니다. 그러나 이때 또다시 항생제를 남용하면 결국, 독소가 축적되며 뒷날 아토피 같은 만성 염증, 자가면역질환을 유발하게 됩니다.

외부에서 유입된 그 독소가 어느 정도 청소되지 않으면 열과 염증은 수시로 나타날 수 있는 것입니다. 오염된 체액을 깨끗이 정화하고 각종 세균 및 바이러스와의 전투를 위해서는 고열과 염증이 수시로 표출될 수밖에 없습니다. 이러한 이유로 의학의 아버지인 〈히포크라테스〉는 "내게 열을 만드는 능력을 준다면, 세상 모든 질병을 고쳐 보이겠다!"라는 명언을 남기게 됩니다.

이처럼 음식 독소를 청소하고 체액을 정화하는 과정에서 염증 이나 열이 발생했지만, 해열진통제나 항생제를 남용해서 오히려 신장 기능이 약해진 이 상황을 과연 어떻게 받아들여야 할까요? 우리는 열과 염증을 억제하는 방법보다는, 몸의 회복과 자생력을 도와주면서 열과 염증까지 자연스럽게 해소할 수 있는 수단이 필요한 것이며, 그 핵심 처방이 바로 '**향사평위산**'입니다.

향사평위산은 위장에서 소장으로 흐르는 체액의 흐름을 정상화 해줍니다. 반하사심탕과 그 작용점이 조금 다른데요. 반하사심탕은 스트레스로 인해 심장에서 이자, 비위로 순환되는 체액의 흐름 장 애를 개선시켜줍니다. 그래서 반하사심탕에는 약해진 심장을 회복 시켜주는 인삼이 들어가는 것입니다. 반면 음식 독소를 제기하는 향사평위산에는 위장과 소장의 체액 흐름을 개선하며, 오염된 체액 을 제거해주는 창출과 진피 등이 주요 약초로 들어가는 것입니다.

그런네 향사평위산은 심장에서 비위로 흐르는 체액 순환보다는 위장에서 소장으로 내려가는 흐름을 정상화해주는 처방입니다. 위장과 소장에 분포한 모세혈관의 음식 독소를 빠르게 해소해주 므로 독소로 인한 발열이나 염증 출현을 최대한 예방할 수 있는 것입니다.

제 아들이 어느 날 갑자기 열이 나고 아팠을 때, 아들을 건강 하게 회복시켜줬던 은인이 바로 향사평위산입니다. 특히, 밖에서 음식을 먹고 들어왔을 때 제가 가장 먼저 한 행동은, 아들에게 향사평위산 등을 복용시키는 것이었습니다. 이렇게 아들을 건강 하게 키운 이 방법을 다른 아이들에게도 그대로 처방하였으며, 그들 역시도 감기나 고열로 고생하는 횟수가 급격히 줄었습니다. 바로 향사평위산을 비롯한 한 두 처방으로 말입니다.

아이에게 한약을 먹이는 것이 부담된다면 좀 귀찮겠지만, 향사 평위산의 주요 약재인 삽주 뿌리(창출, 백출)를 환으로 만들어 먹으면 됩니다. 창출, 백출은 위염, 위암 등 장 건강과 관련된 질환에 널리 사용되는 유명한 약초인데요. 창출은 향사평위산의 효능을 결정하는 핵심적인 약초로써 장내 독소와 노폐물 배출 능력이 우수하고 소화 기관의 염증과 궤양 등을 해소하는 효능 이 있답니다.

최근에는 장누수증후군이란 병이 큰 문제가 되고 있습니다. 어릴 적 항생제 남용 및 백설탕과 백밀가루, 각종 화학첨가물 섭취 증가로 인해 장내 환경이 손상된 것이 최근 장누수증후군 증가의 주요 원인인데요. 소장에 미세한 구멍이 생기며, 들어가 서는 안 될 음식 독소가 장의 보호막을 뚫고 침투하는, 참 골치 아픈 증상입니다. 장을 뚫고 들어온 독소는 혈액을 타고 신체 전신으로 퍼지며 각종 염증을 유발하게 되는데요.

이 독소가 피부로 가서 쌓이면 아토피 피부염을 유발합니다. 눈으로 떠오르면 눈 주위에 염증을 유발하고 두피로 가면 두피 가려움과 뾰루지를 유발할 수도 있겠죠? 그 독소는 기관지에도 쉽게 쌓이며 편도염도 쉽게 발생합니다. 그런데 독소가 머리에 쌓이면 뇌의 염증 수치를 상승시킬 수 있는데, 이는 잦은 분노, 우울증과 같은 정신과 질환의 주요 원인이 되기도 합니다.

이렇게 음식 독소 유입으로 혈관이 손상되고 혈액이 탁해지면 당뇨와 고혈압, 뇌졸중, 심근경색 등, '대사증후군'이 발생하며 각종 성인병 발생률도 점점 더 늘어나게 됩니다. 즉 몸을 위해 먹었던 음식 때문에 오히려 환자가 늘어나고, 그로 인해 먹어야 하는 약봉지들도 늘어나는 현실입니다. 그렇게 현대 사회는 한번 먹기 시작하면 평생 먹어야 하는 약들이 많아지고 있습니다.

이르신들의 경우 하루 평균 5~6종 이상의 약을 먹고 있으며 그 결과 약이 약을 부르는 악순환에 빠져 답도 없이 고생하는 경우를 흔히 관찰할 수 있습니다. 이런 답 없는 악순환의 핵심·원인 중 하나가 바로 '나쁜 음식'과 '화학 약품'의 유입인데요.

이렇게 음식이 병을 만들고 약을 부르는 악순환이 계속된다면 치매 같은 만성 질환 환자 발생률 역시 점점 더 증가할 것이고, 우리가 매달 지출하는 의료보험료 역시 계속 증가하게 되겠죠? 안타깝게도 선순환이 아닌 악순환의 반복인 것입니다.

현대 사회 만성병의 시발점은 '음식 독소의 증가'입니다.
장으로 침투한 음식 독소를 완전히 해소하는 수단은 현재 존재하지 않습니다. 그러나 향사평위산을 활용해 독소를 최대한 줄여줄 수 있다면, 그로 인한 염증이나 세포 손상을 최소화 할 수 있을 것입니다.
특히 오래된 기름에 튀긴 음식, 저질 육류로 만든 가공식품은 '당 독소'와 '활성 산소' 등을 생성시키며 고열과 감기 증상 및 각종 염증을 유발할 수 있는데요. 이런 음식을 먹은 직후 향사평위산을 적절히 활용해준다면 소장으로 흐르는 오염된 체액이 여과되며 고열과 염증 발생이 줄어들 수 있으며, 신장과 간장이 받게 될 타격 역시 최소화될 수 있습니다.

식체, 식욕감퇴, 식욕부진, 위무력

향사평위산의 식욕부진과 위장의 문제는 음식 독소의 정체로 인한 것입니다. 이렇게 음식 독소가 체액과 세포에 정체된 병을 식적(食積)이라고 부르는데요. 향사평위산은 식적 증상을 해소하는 대표적인 생약 처방이 되겠습니다.

향사평위산의 공인된 효능을 살펴보면 평범한 소화제로 보일 수 있지만, 사실 나쁜 음식으로 인한 세포의 독소를 아주 효율적으로 해소해주는 처방인 겁니다. 향사평위산이 항암 효과 및 종양 세포의 사멸과 같은 세포 독성 실험에서도 유효한 성과를 나타낸다는 연구보고도 있습니다.[4]

그러나 아쉽게도 향사평위산이 장누수증후군까지는 치료하지 못합니다. 장누수증후군은 식습관을 개선해야만 해결할 수 있는 병증입니다. 어떤 약으로도 치료가 어렵습니다. 하지만 이럴 때, 음식 독소만이라도 최소화해주는 향사평위산을 적절히 활용할 수 있다면 현대인들의 건강 유지에 유용할 수 있을 겁니다.

---

4) 향사평위산(香砂平胃散)이 항암(抗癌) 및 면역조절작용(免疫調節作用)에 미치는 영향
  – 대한암한의학회

향사평위산 사례

"돈가스 먹은 후 배가 아파 데굴데굴 뒹굴고 우는 남학생"

돈가스를 먹은 후, 복통으로 고통스러워하던 5학년 남학생.

남학생의 엄마는 응급실에 가기 전, 평소 집에 보관하던 향사평위산을 아들에게 급히 복용시켰는데요. 복통으로 고통스러워하던 아이는 서서히 잠이 들었습니다. 다음 날 아침 설사를 하였고, 얼마 후에 발열과 복통 증상이 모두 소실되었습니다. 이런 경우 응급실에 가면 장중첩증으로 수술받는 경우도 빈번한데요. 병원에 가기 전 향사평위산을 활용해볼 수 있다면, 이런 극단적인 상황을 모면할 수도 있을 겁니다.

"외식 후 오한 발열, 몸살 증상이 나타난 7세 아이"

부패 된 육류나 산화된 음식을 과하게 섭취하거나, 혹은 더운 여름 오염된 음식을 먹으면 고열이나 감기 증상이 쉽게 나타날 수 있는데요. 이런 경우에는 향사평위산과 더불어 〈곽향정기산〉 이란 생약 처방을 같이 활용해준답니다.

특히 여름철 습한 날씨로 인해 소화 기관에 문제가 발생하면 두통, 오한 발열, 설사, 복통, 장염, 혼절과 같은 증상이 나타날 수 있으며, 이런 경우 곽향정기산이 명약이 됩니다.

의성 허준의 스승인 유의태는 여름철 각기 다른 병으로 방문한 환자의 목소리만 듣고 모두 '곽향정기산'이란 처방만 처방하였다. 그 모습을 본 제자들이 질문하길, "어째서 곽향정기산만 처방하십니까?" 그러나 스승 유의태가 짧게 말했다. "중초(비위가 포함된 신체 부위)가 근본이니라." 실제로 환자들의 각기 다른 병증은 곽향정기산을 복용한 후 모두 해소되었다.

곽향정기산과 관련된 유명한 일화입니다.
외식 후 발열이 나타난 7세 어린이 역시 향사평위산과 곽향정기산을 같이 복용하였고, 다음날 고열이 해소되고 몸이 정상으로 돌아왔는데요. 이처럼 습한 날씨에 외식한 후, 고열이나 복통이 발생한 어린이들에게는 이 두 처방의 조합이 열과 염증을 자연스럽게 해소할 수 있답니다.

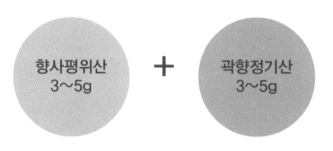

− 습한 여름철 외식 후 발열 · 복통에 −

"잦은 감기, 식욕부진, 금새 지치는 3세 여아"

평소 잦은 감기와 비염 때문에 항생제를 자주 먹는 어린이로, 입이 짧아서 식사량이 적은 편이고 또래들보다 키도 작습니다. 이런 어린이에게는 비위를 돕는 처방이 아이의 인생에 큰 도움을 줄 수 있는데요.

비위가 약한 어린이는 평범한 음식에도 종종 오한 발열과 비염 증상이 발생할 수 있습니다. 소화력이 약하고 배가 쉽게 차가워집니다. 감기로 인해 항생제를 남용하는 악순환에 빠질 수도 있는데요. 이런 어린이는 비위 기능 향상이 관건으로, 비위의 운동력을 높여주면 성장도 양호해지고 감기에 걸리는 횟수 역시 급감하게 됩니다. 이때 향사평위산과 더불어 6번 생약 처방인 '이중탕'을 함께 활용해주면 건강에 큰 도움이 됩니다. 참고로 이런 어린이에게는 〈육군자탕〉[5]이라는 처방도 큰 도움이 될 수 있으니 참고하시기 바랍니다.

---

5) 비위 기능이 약하고 식욕이 부진한 사람이 담(痰)이 성해지며 명치 밑이 그득해지고 때로 토할 때, 만성 위염, 위하수증, 만성 대장염 등에 사용.

✎ 향사평위산 활용 TIP

심하게 체한 상황에서는 향사평위산과 더불어 〈소합원〉이라는
생약 처방을 병행하면 식체 해소에 많은 도움이 됩니다.

평상시 식사량이 적고 배가 자주 아픈 어린이는 향사평위산에
소건중탕이란 처방을 1대1로 합방 후 응용할 수도 있으니 참고하
시기 바랍니다.

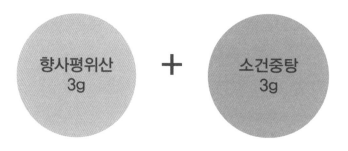

향사평위산
3g

+

소건중탕
3g

− 7세 기준. 체격에 따라 용량 증감 가능 −

향사평위산은 많은 제약회사에서 생산되고 있으며, 보험 처방이기도 합니다. 보험 처방과 비보험 향사평위산의 가격은 대동소이하므로 거주지 가장 가까운 곳에서 상담 후 복용하는 것을 권합니다. 쌍화탕처럼 대부분의 약국에서 취급하는 처방은 아니지만, 한약을 취급하는 곳에서는 대부분 빈용하는 생약 처방이랍니다.

도대체 병원 갈 일이 없네요?

잦은 감기와 비염 때문에 수시로 항생제를 복용하던 7살 남자 아이와 9살 여자아이. 이 둘은 남매지간으로, 그 가정은 외식과 캠핑 횟수가 잦은 편이었는데요. 감기로 인해 고생할 때마다 그 공통점을 확인해보니, 대부분 외식이나 과식 후에 발열과 몸살, 콧물 증상이 나타나는 것을 확인하였습니다.

이런 경우는 음식 문제가 주요 원인이므로 평소 향사평위산과 같은 생약 처방을 수시로 활용해준다면, 감기로 인한 합성 약물 남용을 최소화할 수 있겠죠? 그래서 외식 전후로 향사평위산을 복용시켜보라고 조언하였는데요. 그렇게 6개월 후, 아이의 아버지를 만났습니다.

"아이가 언제 병원 갔더라? 요즘은 도대체 병원 갈 일이 없네요!"

이렇게 평소 소화 기관의 문제만 적절히 해소해줘도 감기 등 여러 병증에 노출될 확률이 급격히 감소할 수 있습니다.

현대 사회는 음식 독소가 각종 병증의 원인인 경우가 참 많답니다. 단지 우리가 인식하지 못하고 있을 뿐입니다. 그러므로, 평소 음식 독소만 적절히 해소해준다면, 항생제 남용 역시 줄어들 수 있을 것입니다.

향사평위산처럼 비위와 관련된 생약 처방 하나만 잘 활용해도 병으로 고통받는 상황을 획기적으로 줄일 수 있으며, 이는 수천 년, 임상을 통해 검증된 소중한 건강 지혜입니다.

음식으로 인한 병의 발생과 항생제의 남용!
현대 사회 시스템상 해결이 어려운 분야이기에, 음식으로 인한 문제는 점점 더 우리 삶 속 깊숙이 파고들 것이며 이를 어떻게 극복하느냐에 따라 인생의 건강과 행복이 결정될 수 있습니다.

탁한 노폐물이 세포와 혈관을 점령하면,

음식을 조금만 먹어도 배가 빵빵해집니다.

이를 보고 식적(食積) 증상이라고 하며

식적으로 인한 장 노화는 만병의 근원입니다.

식적 증상 해소에 도움을 주는 향사평위산은
전문 변비약과 같은 강력한 배변 효과는 없지만
식적 증상으로 인해 평소 배가 쉽게 팽창되며
배변이 불편해진 사람의 장 건강에
도움이 될 수 있는 생약 처방입니다.

제 3방

쌍화탕
雙和湯

"정(精)을 자주 소비할 수밖에 없었던,
임금들의 필수 보약"

우리는 음양(陰陽)이라는 단어를 통해
교감, 부교감 신경의 균형 유지와
각종 호르몬의 상호작용을 표현해왔습니다.

그런데 음양의 균형은 수시로 무너집니다.
그중 우리에게 빈번하게 발생하는 것이
'정신적, 육체적 과로'로 인한 음양 불균형이며
이런 경우에는 쌍화탕이 묘약이 될 수 있습니다.

들어가는 글

남녀가 사랑을 나누는 것은 건강상 이로운 점도 많습니다.
그런데 자신이 가진 그릇보다 과한 사정(射精)을 반복하면
생명력의 근원인 '정'(精)6이 일찍 고갈되게 됩니다.

'정'이란 물질은 수면 시에 혈액 속으로 충전이 되고
활동 시간이 되면 각 장기와 근육으로 보급이 됩니다.
하지만 과도한 사정을 반복하여 정이 고갈되어 버리면
신장과 관련된 근육으로의 정혈(精血) 공급이 일시적으로
부족해질 수 있는데요. 그 대표적인 부위가 바로
허리에 관련된 근육들입니다.

---

6) 한의학에서는 생명력 유지의 본질을 기(氣), 혈(血), 정(精)으로 표현하였다. 그중 정이란,
우리 몸의 가장 정미로운 물질로, 현대 의학적인 개념으로는 성호르몬과 칼슘 등의 미
네랄, 골수와 줄기세포의 개념을 포괄한다고 추측된다.

허리와 관련된 근육조직에 정혈(精血)이 고갈되면
요방형근, 장요근, 기립근 등 허리에 중요한 근육들이
힘을 잃으면서 척추를 제대로 지탱해주지 못하게 됩니다.
그 결과, 척추 디스크가 압력을 받아 신경을 누르게 되고
근육도 쉽게 굳어버리기에, 요통이 쉽게 발생한답니다.

이런 이유로 사정 후에는 요통이 발생할 수 있는데요.
밤새 허리 운동을 과도하게 했더라도 사정하지 않았다면
허리는 무탈할 겁니다. 그러나 운동을 하지 않았더라도,
사정이 과했다면, 누구나 요통이 발생할 수 있습니다.
과도한 사정 후 신장이 피곤해지면 허리 통증뿐만 아니라
비염이나 알레르기 증상, 편도염도 출현할 수 있는데요.
그런 증상이 나타나면 보통 항생제나 진통제를 찾지만,
진통제를 먹어도 허리 통증은 쉽게 해소되지 않습니다.
오히려 정(精)의 핵심 기관인 신장만 괴롭히는 것입니다.

사정 후는 신장이 일시적으로 약해지는 순간입니다.
잠시 몸의 음양 균형이 흔들리는 중요한 타이밍입니다.
이 시기에 가장 필요한 것은 바닥난 정혈을 보충하는 것이며
그 대표적인 처방이 바로 '**쌍화탕**'입니다.

정혈(精血)을 보강하여
간과 근육의 피로를 해소해준다.

治心力俱勞 氣血皆傷 或 房室後勞役
或勞役後犯房 及大病後虛勞 氣乏自汗等證

정신과 육체, 기혈이 모두 고갈된 증상
방사 후 노동, 혹은 노동 후 방사를 한 경우
중병을 앓고 난 후 몸이 많이 허약해진 증상 및
기력이 약해져 저절로 땀이 나는 증상을 해소한다.

우리에게 잘 알려진 쌍화탕이나 공진단은 사실 왕들의 건강을 위해 만들어진 대표적인 생약 처방이었는데요. 평소 왕들이 활용하던 처방들을 살펴보면 대체로 약성(藥性)은 무난하지만, 그 활용범위와 효과는 아주 만족스러울 때가 많습니다. 그중 쌍화탕은 공진단과 비교해 가격은 매우 저렴하지만, 그 활용성과 가치는 공진단 못지않게 우수한데요.

쌍화탕의 대표적 효능 중 하나는 바로 근육으로 진액을 보강해주는 것입니다. 이는 혈액의 고갈 된 영양과 정(精)을 무난하게 재충전해주는 기능이라고 말할 수 있습니다.

혈액의 정이 고갈되는 대표적 사례가 바로 과도한 땀 배출과 빈번한 사정(射精)입니다. 땀이나 정액은 소중한 진액의 연장선으로, 단순한 노폐물이나 단백질이 아닙니다. 그러므로 자신의 몸에 비해 땀과 정액을 너무 과하게 빼버리면, 혈액 속의 정이 부족해지며 요통, 근육통, 몸살 증상이 빈번해질 수 있습니다.

정이란 칼슘이나 마그네슘 등 미네랄과도 유사한 면이 있기에, 정혈을 보충하려면 우선 좋은 음식을 적절히 섭취해야 합니다. 하지만 정의 근원은 바로 골수입니다. 즉, 부족해진 정혈이 충분하게 보충되려면 골수 생성을 통한 줄기세포 생성과 조혈(造血) 기능이 양호하게 이루어져야 합니다. 소중한 정은 혈액과 세포의 근원인 골수에서 비롯되기 때문입니다.

그러나 정신적, 육체적 과로는 골수를 빠르게 고갈시킵니다. 골수가 생성되어도 평소 고갈되는 양이 더욱 많으니, 마치 엔진 오일이 바닥난 상태에서 차를 운전하는 것과 비슷한데요, 이런 상태로 계속 운전하면 결국 엔진이 망가지겠죠?

만약 당신의 골수 생성량이 하루 100이라고 가정했을 때, 매일 소비되는 정이 120이나 된다면 어떨까요? 이런 고갈의 상황이 하루 이틀도 아닌 몇 달 이상 계속되면 발열과 염증부터 요통,

탈모, 목 디스크 등 각종 병증이 출현할 수 있습니다. 이쯤 되면 평소 만만하던 바이러스도 우리 몸을 농락할 수 있을 겁니다.

이런 경우 대부분 소염제나 진통제, 항생제를 찾습니다. 그런데 합성 약은 오히려 신장 기능과 골수의 생성에 방해만 됩니다. 특히 항생제를 장복하면 면역 세포를 사멸시키며[7] 면역 유지에 문제를 유발할 뿐만 아니라, 혈관에 백혈구 시체 등이 쌓이면서 중요한 혈류 순환까지 방해하게 된답니다. 그 결과, 근육으로의 혈액 공급량은 더욱 미흡해지게 되는데요.

통증이나 염증이 근원적으로 해소되려면 해당 부위로의 혈액 순환이 원활히 이루어져야 합니다. 그런데 오히려 약 복용으로 인해 오히려 소중한 혈액 순환이 계속 차단, 통제되고 있지요? 이렇게 약과 몸의 엇박자가 계속되면, 부담되는 약물 복용만 점점 늘어납니다. 통증은 일시적으로 줄겠지만, 면역력은 점점 저하되니 평소 만만하던 바이러스에도 면역이 쉽게 무너지는 상황을 맞이하게 됩니다.

---

7) 항생제 복용이 몸의 면역 체계를 약화시키는 기전을 밝혀내기 위해 대중적으로 활용되는 항생제를 실험용 쥐에게 복용시켰다. 그 결과, 항생제 독성으로 대부분의 미생물이 죽었지만, 카탈라아제 유전자가 있는 대장균은 급격히 증가했는데, 살아남은 미생물의 '카탈라아제 유전자'는 몸의 면역 세포의 공격력을 무력화시켜 신체의 면역능력을 약하게 만든다. −윤상선 연세대 의대 교수팀−

이런 사람의 통증은 진통제로 해결하기 힘듭니다. 지친 간을 회복시키고 혈액을 재생한 후, 근육과 간 사이의 흐름을 원활히 회복하는 것이 가장 효율적인 방법입니다.

간에서 재생된 혈액이 지친 근육을 촉촉하게 자양해주면, 근육 통증과 염증이 해소될 수 있는 것입니다. 통증을 억제하고 차단하는 방법보다는 간 기능을 회복시킨 후에 각 조직 세포로 정혈(精血)을 충분히 공급해주는 방법이, 당신 몸을 배려해주는 지혜가 됩니다.

특히 육체적 과로나 사정 후 근육에 발생한 통증을 해소하기 위해서는 간 기능을 회복시킨 후 근육으로의 혈액 공급을 살려주는 방법을 활용해야 하며, 그 대표 처방이 바로 쌍화탕입니다.

〈쌍화탕〉

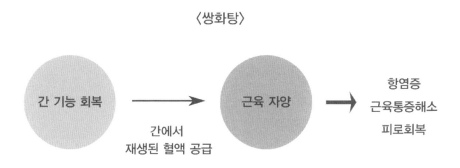

그런데 쌍화탕은 골수의 생성을 근원적으로 높여주는 처방은 아닙니다. 간에서 근육으로의 연결고리를 자연스럽게 회복시켜 혈액과 근육을 빠르게 재생시켜주는 처방입니다. 그러므로 쌍화탕은 골수를 생성하는 공진단 같은 처방들보다 통증을 완화하는 시간이 비교적 빠른 편입니다.

골수 생성을 통해 정을 보강하는 방법은 어느 정도 긴 시간이 요구됩니다. 그러므로 이런 상황에서는 쌍화탕으로 간과 근육을 우선 회복시킨 후, 생활의 조율을 통해 골수와 정을 보충해나가는 것이 가장 경제적인 방법입니다. 몸 상황에 따라 공진단이나 경옥고 등의 처방이나 태반 등을 활용하여 골수를 빠르게 보강할 수도 있을 겁니다.

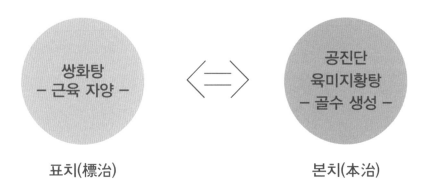

표치(標治)   본치(本治)

골수는 줄기세포의 개념을 포함합니다. 그런데 줄기세포의 활성화에 널리 활용하는 생약이 바로 녹용과 태반입니다. 즉 줄기세포가 많이 함유된 녹용이나 태반은 예로부터 골수를 보강하는 약재로 활용했는데요. 얼마 전부터 유행하는 태반에 관련된 각종 제품도 이런 맥락에서 개발된 것입니다.

이처럼 생약을 이용한 골수의 보충이 필요할 때도 있습니다. 그러나 과로로 인한 문제는 생활의 불균형을 조율해주는 것이 무엇보다 우선이랍니다. 과한 업무를 줄이지 않고 약만 먹는다면 밑 빠진 독에 물을 붓는 상황과 다를 것이 없습니다. 특히 이런 경우 수면 시간을 충분하게 확보하는 것이 무엇보다 중요한데요. 왜냐하면, 골수의 생성은 우리가 누워있을 때 원활해지기 때문입니다. 그러므로 정혈과 골수가 고갈된 사람은 수면 시간을 충분하게 확보하는 것이 가장 우선이랍니다.

참고로 골수가 고갈된 사람이 녹용, 산삼 등의 생약을 먹으면 몸이 노곤해지며 잠이 오는 경우가 빈번하게 발생하는데요. 이는 오랜 시간 부족해졌던 골수를 보충하려는, 몸의 정상적 반응이라 볼 수 있습니다.

허약체질, 피로, 자한(自汗) 및 병중 병후에

쌍화탕의 작용점은 〈간장 - 근육〉 라인입니다.

쌍화탕은 간 기능 회복에 장점이 있으므로, 주로 과로로 인한 감기에 적용되는데요. 이런 유형의 감기몸살은 주로 육체와 정신 양쪽 모두가 고갈된 사람에게 자주 나타날 수 있습니다. 이렇게 간 기능이 저하되면, 간에서 근육으로의 순환이 약해지며 근육의 자양 역시 미흡해지게 되는데요. 이런 상황에서 매일 과로하며 땀을 과하게 흘린다면 요통, 근육통이 나타날 수밖에 없겠죠? 이런 경우에 간 기능을 회복시켜 근육으로의 혈액 흐름을 되살려주는 쌍화탕이 명약이 되는 것입니다. 따라서 쌍화탕은 평소 땀을 과하게 흘리는 택배 기사, 농업인, 등산인, 건설업 종사자 등에게 아주 요긴하게 활용될 수 있습니다.

실제 쌍화탕의 연구를 살펴보면 간 기능 회복과 운동 후 지친 근육을 회복하는 효능[8]이 확인되었습니다. 또한, 마사지를 너무 심하게 받은 후, 몸살 기운이 나타난 경우가 있는데요. 오랜 기간 쌓여있었던 노폐물이 마시지로 인해 전신으로 퍼지면서 발생한 몸살과 염증이므로, 이런 경우 역시 혈액을 재생하는 쌍화탕이 혈액의 정화와 근육 안정에 큰 도움이 될 수 있답니다.

---

8) 쌍화탕의 투여가 운동 수행 후 피로 회복률에 미치는 영향 – 한국체육과학회

쌍화탕 사례

> 사정하기 전, 후에
>
> 과로로 감기 기운이 느껴질 때
>
> 등산이나 운동 후 근육 피로를 해소할 때
>
> 과도한 노동으로 인해 요통, 경련이 나타날 때

"수면 시 다리에 쥐가 나서 고통스러운 체육 특기생."

체육 특기생 H군은 매일 고된 훈련을 하고 매일 비 맞은 생쥐처럼 땀에 흠뻑 젖은 채 하교한다고 하는데요. 최근 밤이 되면 종아리 경련이 발생하여 잠을 설치는 일이 많아졌습니다. 점차 학교 운동량을 따라가기 힘든 상황인데요.

이런 상황에서는 과한 운동 후 발생하는 젖산 등의 피로물질 제거와 근육 피로도 감소에 효과가 있는 쌍화탕이 명약이 될 수 있습니다. 이 남학생이 '근육이완제'나 '진통제'를 오래 먹는다고 해서 몸의 근본적 불균형이 해소될 수 있을까요? 남학생은 쌍화탕의 도움으로 근육 경련 증상이 점차 줄어들었으며 평소 부담되던 훈련량도 감당할 수 있었다고 합니다.

"힘든 농사일로 인해 요통과 근육통이 심해진 70대 여성"

어르신이 더운 여름 동안 과도한 땀을 흘리며 몸에 부담되는 노동을 하였습니다. 그 결과, 진액이 부족해지며 간에서 근육을 자양해주지 못하는 상황이 발생하였는데요. 팔, 다리의 근육통과 더불어 요통도 심해졌습니다.

이런 경우 통상 소염진통제를 찾습니다만, 70대 이상의 어르신들은 진통제의 장기복용이 건강에 부정적일 수 있겠죠? 농사로 인해 간 기능이 떨어지고 근육이 말라버린 상황입니다. 이런 경우에는 쌍화탕을 활용해 요통과 다리 경련 증상을 완화해주고 부족해진 기혈을 보강해주는 것이 어르신의 건강을 근본적으로 돕는 비결이 된답니다.

"과한 사정 후 요통 및 미미한 몸살 증상이 계속되는 남성"

　최근 잦은 사정 후 허리 통증 및 약한 몸살 기운이 계속되는 40대 중반의 남성입니다. 소염진통제를 먹어도 요통이 줄어들지 않았으며 알레르기 증상도 나타났는데요. 요통 핵심 원인은 방사 과다로 인한 신장 기능 저하와 정(精)의 고갈입니다. 그러므로 소염진통제를 장복하기보다는 쌍화탕과 육미지황탕 과립을 1:1 비율로 투여하는 것이 근본 치료법이 됩니다.

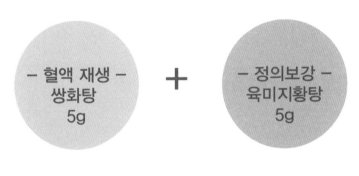

평소 피곤하고 염증이 잘 생기는 사람은 과로로 인하여 몸의 정혈이 고갈이 난 경우가 많습니다. 그러나 최근에는 잦은 과식 및 음식 독소로 인한 장 기능의 약화가 각종 염증 발생과 만성 피로의 주요 원인이 되고 있습니다. 이처럼 장으로 각종 화학 물질 및 음식 독소가 혈액으로 흘러 들어가면 인체 각 부위에서 각종 염증이 표출될 수 있고 피로감이 심해지며 우울감, 분노, 잔변감, 설사 증상도 빈번하게 나타날 수 있는데요.

이렇게 대장이 예민한 사람이 쌍화탕을 복용하고 싶다면 향사 평위산을 먼저 복용하는 것도 좋습니다. 쌍화탕을 너무 급하게 먹으면 설사를 하거나 복통이 생길 수도 있으니까요.

또한, 타고난 위장 기능이 약한 사람도 쌍화탕을 너무 진하게 복용하면 위와 대장에 부담을 주거나 변이 묽어질 수 있답니다. 이런 사람은 먼저 **이중탕**이나 **육군자탕** 등으로 비위의 기능을 높여 기혈과 영양 생성 능력을 높여주는 것이 좋겠죠? 그래도 쌍화탕을 복용해야 할 경우가 있다면, 약을 되도록 천천히 마시거나 양을 반으로 줄인 후 나누어 복용하는 것을 권합니다.

쌍화탕은 약국과 한의원부터, 백화점, 마트 등 어느 곳에서든 편하게 구할 수 있으며 과립제와 파우치 형태의 제품도 시중에서 쉽게 구할 수 있습니다. 그리고 쌍화탕의 약초들은 모두 식품에 해당하기에, 가정이나 건강원에서도 달여 먹을 수 있는 무난한 생약 처방이 되겠습니다.[9]

---

9) 가정이나 건강원에서 쌍화탕을 달일 때, 〈구기자〉와 〈모과〉를 적당하게 넣어주면 간과 근육 피로 해소 기능을 더욱 높일 수 있다.

매일 과로하던 60대 목수 남편의 진통제 부작용

간장은 '**피극지본**'(罷極之本)[10]이라고 하여 피로를 해소해주는 핵심 장기입니다. 그러나 오랜 기간 과로가 계속되면 간 기능에 큰 부담을 주게 되므로, 결국 간장의 영역에 속하는 근육 자양 역시 미흡해지는데요.

목수인 한 60대 남성은 최근 노동이 과하였습니다.
그 결과 지속적인 요통과 더불어 밤에는 종아리에 극심한 경련이 발생하였는데요. 수면 시 통증이 잦으니 수면 시간도 점점 부족해졌습니다. 이렇게 수면이 부족한 상태에서 통증과 염증이 반복되니 약물을 남용하는데요. 그 결과, 속도 불편해지고 식사량도 줄어들며 몸이 예전과 다르게 많이 쇠약해진 상태입니다.

---

10) 간(肝)은 피로를 극복하는 근본 장기라는 의미이다.

이 남성은 약해진 위장 기능을 회복시킨 후, 쌍화탕을 활용하면서 잦은 요통과 근육 경련을 예방할 수 있었습니다. 이렇게 땀을 많이 흘리는 사람은 쌍화탕이 최고의 소염진통제가 될 수 있답니다.

70대 이상 장년층 중, 근육통을 해소하기 위해 항생제나 진통제를 너무 오래 복용한 결과, 식사량이 급격히 감소하며 건강을 크게 해치는 경우가 아주 빈번한데요. 이런 이유로 어르신들이 항생제나 진통제를 너무 오래 복용하신다면 가족이 이를 반드시 조율해드려야 한답니다. 사소한 문제가 뒷날, 나비효과가 되어 커다란 병증으로 이어지는 경우가 많기 때문입니다.

진통제 장복은 간과 신장을 힘들게 하므로,
참을 수 없는 통증에만 잠시 활용해야 합니다.
만성 통증이란, 해당 부위에 순환이 안 된다는
당신 몸의 중요한 신호이기 때문입니다.

야간에 쥐가 자주 난다면,
따뜻한 쌍화탕을 즐겨보세요.
차츰 종아리로 혈액 공급이 이루어지며
근육 경련 역시 줄어들게 될 것입니다.

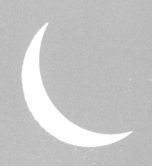

과로(過勞), 그리고 사정(射精)한 후
몸의 음양 균형이 흔들리는 그 순간,
바이러스는 그 빈틈을 타고 들어옵니다.

과로, 방사로 인한 피로와 통증에
쌍화탕을 적절히 활용할 수 있다면
진통제 등의 남용을 피할 수 있을 겁니다.

제 4방

갈근탕

葛根湯

냉기(冷氣)로 인해 발생한
오한 발열과 몸살을 해소하는 처방

평소 냉기를 얼마나 잘 해소하느냐에 따라
당신의 건강과 생명력이 좌우될 수 있습니다.

냉기는 우리 몸을 수시로 침범합니다.
가장 빈번히 침범당하는 통로가 바로
방광경락이 흐르는 '목덜미 부위'이며
이 냉기를 초기에 적절히 해소하지 않으면
몸의 병증은 점점 더 깊어지게 되는데요.

우리 몸에 냉기가 침입한 초기!
이를 효과적으로 해소해줄 수 있는
생약 처방이 바로 갈근탕입니다.

들어가는 글

냉기는 우리 몸을 수시로 침투합니다.

방심하다가는 냉기가 생명의 불꽃을 꺼버릴 수 있는데요.

냉기로 인해 혈관이 위축되면 혈류 순환의 정체가 유발되며

각 조직의 기능이 저하되는 주요 원인이 될 수 있기에

평소 온열요법으로 냉기를 예방해주는 것이 참 중요합니다.

온열요법은 그리 어렵거나 거창한 개념이 아닙니다.

각종 유산소 운동부터 족욕이나 반신욕, 찜질까지,

유용한 건강법에는 온열요법이 포함된 경우가 많지요.

이렇게 온열요법을 통해 명문화를 높이고 평소 냉기를

줄이는 것이 약물 남용을 막는 핵심 비결이 됩니다.

그런데 평소 명문화를 높이는 것만큼 중요한 것이 바로,
몸에 침범한 냉기를 즉각적으로 해소해주는 것입니다.

생명이란 곧 냉기(冷氣)와의 전쟁입니다.
우리 몸이 식는다는 것은 곧 죽음을 의미합니다.
몸에 냉기가 침입하면 혈관이 좁아지고 위축됩니다.
혈관이 위축되면 세포는 혈액의 공급을 받지 못합니다.

그렇게 냉기로 혈관이 위축되는 것은 단순한 오한 발열이나
몸살 증상부터, 관절 통증, 심한 두통, 부정맥, 뇌졸중 등의
원인이 될 수 있는데요. 그래서 Catch a Cold로 인해
오한 발열이 발생했다면, 냉기를 즉각 해소해줘야 합니다.

그런데 이처럼 냉기로 인한 감기에도 무작정 항생제나
진통제를 찾는데요. 그런 약은 체액 정체를 유발하여
몸의 냉기를 더욱 심화시킬 수 있습니다.

만약 몸의 냉기와 정체된 체액을 제거해주는 방법으로
발열과 염증, 바이러스까지 자연스럽게 해소해주는 수단이
있다면, 당신은 과연 항생제나 진통제를 찾으시겠습니까?

냉기의 침입으로 인한 근육통과
오한 발열을 효과적으로 해소한다.

太陽病, 項背强几几, 無汗惡風, 葛根湯主之

족태양경(足太陽經)에 냉기가 침입하여

목덜미와 등이 뻣뻣해지고 움츠려지는 경우

땀이 나지 않으며 바람을 싫어할 때 갈근탕을 복용한다.

주변 전문가들에게 물어보면, 실제 감기 환자에게 가장 많이 활용하는 처방 중 하나가 바로 갈근탕이며 환자의 만족도 역시 높다고 하는데요. 그 이유는 아마 갈근탕이 몸에 침입한 냉기의 해소에 탁월한 효과를 발휘하기 때문일 겁니다.

냉기는 여러 통로를 통해 몸의 곳곳을 침범할 수 있는데요. 가장 흔한 통로가 바로 폐와 피부의 모공입니다. 특히 냉기는 모공 중에서도 등이나 목덜미 부위로 쉽게 침범하는데요. 이는 '방광경'이라는 경락이 흐르는 부위로, 여기에 냉기가 침범하면 방광과 폐의 핵심 기능인 **'기화 작용'**[11]이 약해지게 됩니다.

---

11 체액을 수증기로 변화시키는 몸의 생리 과정을 의미한다.

기화 작용이 약해져 체액이 수증기로 변화하지 못하면 호흡을 통해 배출되지 못한 물이 몸의 특정 부분에 고이게 되는데요. 땀구멍으로 배출되지 못한 물은 주로 피부 아래쪽에 정체되는 경우가 많습니다.

이렇게 냉기로 인하여 인체의 특정 부근에 체액이 고이게 되면, 몸은 물을 수증기로 증발시키기 위해 노력합니다. 이런 이유로 몸은 고열을 내기 시작하는데요. 만약 바이러스나 세균도 같이 들어왔다면 더욱 강한 열을 낼 수 있습니다. 고열을 내야만 고인 체액을 증발시키고 바이러스도 물리칠 수 있으니까요. 이제 우리 몸은 모공을 닫아 열의 발산을 최대한 막습니다. 그리고 몸을 떨며 발열의 과정을 돕게 됩니다.

냉기로 인해 혈관이 위축되고 근육으로 기혈순환이 약해지니 온몸이 쑤시고 아플 수 있습니다. 특히 냉기의 침입이 빈번한 어깨나 목 근육이 쉽게 뭉치게 되는데요. 이때 발열과 혈관의 확장을 위한 물질(프로스타글란딘)도 방출되기에, 통증과 염증의 출현은 더욱 격렬해질 수 있습니다.

이때 고열과 통증이 나타나는 것은 정상적 생리 반응입니다. 그러나 이런 상황에서 열을 강제로 꺼버리거나, 프로스타글란딘 억제를 위한 약을 먹게 되면, 몸의 자연스러운 회복은 점점 더 멀어지게 됩니다. 이럴 때는 정체된 체액을 모공으로 발산하면서 냉기까지 해소해주는 방법을 활용해주면, 약물 남용 없이 고열과 바이러스를 자연스럽게 해소할 수 있답니다.

즉, 갈근탕은 'catch a cold'의 상황을 해소해줄 뿐만 아니라 감기의 핵심적 원인인 바이러스를 억제하는 효능도 우수한 것입니다. 실제 갈근탕과 관련된 여러 연구를 보면 면역 세포 증강 작용과 항염, 항바이러스작용도 우수함을 확인할 수 있지요.

면역 세포에 부담을 주지 않으면서 냉기와 바이러스를 해소해주는 갈근탕! 이런 생약 처방들은 몸에 적용되는 원리 자체가 일반적인 해열진통제나 항생제와는 많은 차이가 있습니다. 항생제나 진통제 등이 특정 성분이나 일부 생리 기능을 억제하면서 표출된 증상들을 차단하는 것이 주요 효능이라면, 생약 처방은 각종 성분의 효능보다는 우리 몸속 체액의 흐름과 음양(陰陽)의 불균형 해소에 그 초점을 맞추고 있답니다.

물이 고여 있으면 몸의 발열을 도와 물을 증발시켜야 하고, 냉기가 들어왔으면 발열을 통해 위축된 혈관을 회복해야 합니다. 이것이 바로 갈근탕이 추구하고 있는 몸의 흐름입니다.

물론 바이러스 종류는 언급하지 않고 냉기나 물의 정체만 언급하니, 한약이 비과학적이라고 말할 수도 있습니다. 그러나 그건 병에 대한 접근 방식이 다르기 때문입니다. 앞서 배운 쌍화탕만 보더라도 간과 근육이 생리적으로 밀접하게 연결되어 있었죠? 간 기능에 문제가 있는 환자들에게 근육질환이 빈번하게 발생한다는 사실이 최근 의학계에 빈번히 보고되고 있듯, 한의학의 전통 이론은 비과학적인 것이 아니라 아직 밝혀내지 못한 영역일 뿐입니다. 왜냐하면, 생약과 그 처방은 그 고유의 흐름과 기운이 약의 성분보다 더욱 중요하기 때문입니다.

　약이란 성분도 중요하지만, 그것의 기운이 우선입니다.
기운(氣)이란 것은 생명이 지닌 고유한 진동이고 파동입니다.
물을 보고 사랑한다고 말해줄 때 그렇게 아름다웠던 물의 분자 구조가, 어둡고 부정적인 단어에는 크게 일그러져버렸듯, 우리의 생각이나 말, 약의 효능 모두 파동의 힘입니다.

　어느 날 제가 크게 화를 내고 집을 비운 후, 집에 있던 꽃들이 일순간 시들면서 꽃잎이 우수수 떨어져 버렸습니다. 강력한 분노의 파동이 그대로 전해진 것입니다. 이런 현상은 생물학적 생리학적인 기전으로 증명할 수는 없지만, 이미 대부분이 알고 있는 내용입니다.

생약의 개념인 한약 처방도 이와 마찬가지입니다. "항염증" "항바이러스" "항산화"라는 표면적인 효과만 바라봐서는 그 처방을 자유롭게 활용하지 못합니다. 물론 처방의 어떤 유효 성분이 어떠한 원리로 항염증, 항산화의 효과를 나타내는지 밝히는 일도 참 중요합니다.

그러나 약초의 특정 성분만 분리하여 신약을 개발했다면 아마 생약 처방이 지닌 고유의 효능은 퇴색될 수 있습니다. 오히려 약의 효과가 예상했던 방향으로 진행되지 못할 수도 있답니다. 왜냐하면, 약초의 특정 성분의 효능도 중요하지만, 그것이 지닌 고유한 진동과 흐름 역시 중요하기 때문입니다.

물론 '갈근'(칡)의 주요 성분인 '푸에라린'(puerarin)[12] 과 같은 물질도 중요합니다. 그러나 피부 아래 수분을 날려주고 새로운 진액을 생성해주는 칡의 고유한 기운과 흐름이 갈근탕 운용의 핵심이 되는 것처럼, 각종 바이러스와 전염병이 인류를 괴롭히는 지금, 답을 복잡한 곳에서 찾으려고 하면 해결이 더 어려워질 수 있습니다. 답은 이미 우리 가까운 곳에 있으니까요. 자연의 약들이 지닌 고유의 성미를 잘 활용하여 몸의 불균형을 해소해주는 것이, 각종 만성병과 바이러스의 늪에서 벗어날 수 있는 비결이 될 것입니다.

---

12) 칡의 뿌리에 함유된 이소플라보노이드 성분으로 심혈관 질환 치료 효능, 진경 작용 등의 효능이 있다.

감기 증상, 오한, 발열, 코감기, 인후통,
두통, 관절통, 어깨결림, 어깨통증, 근육통

갈근탕의 대표적 효능 중 하나가 바로 '근육통'입니다.
감기약으로 유명한 쌍화탕의 주요 효능도 근육통인데요.
그러나 똑같은 근육통이라도 둘의 그 기전은 전혀 다릅니다.
갈근탕은 냉기의 침범으로 인해 혈관이 위축되며 나타났고
쌍화탕은 간의 혈이 부족해지며 근육이 위축된 상황입니다.

즉 냉기로 인해 어깨와 목덜미 근육의 위축이 발생했을 때는
갈근탕이 꼭 필요합니다. 냉기로 인한 근육의 위축과 통증이므로
근육이완제나 진통제로는 한계가 있으며 쌍화탕도 만족할만한
효과를 발휘하기 힘듭니다.

참고로 식사 시 몸이 후끈해지면서 땀이 나는 사람이 많은데,
이렇게 음식 섭취 후 모공과 비위가 열린 빈틈을 통해 냉기가
쉽게 침입할 수 있습니다. 그런 상황에서 만약 냉기가 침범하게
되면 그로 인해 피부 아래에 물이 쉽게 정체되는데요. 이때는
모공을 통해 고인 체액을 땀으로 발산해주는 발한해표(發汗解表)
의 방법을 활용해야 하며, 대표적인 처방이 바로 갈근탕입니다.

피부 아래 고인 체액을 온열요법을 통해 제거해주면 그 속에서 우글거리며 기생하던 바이러스 등도 자연스레 소멸하게 됩니다. 그 결과, 정체된 체액을 수증기로 변화시키기 위해 고열을 내던 몸 역시 발열 과정을 끝내고 체온을 회복하게 됩니다.

체액의 흐름을 급작스럽게 위축시키는 것이 바로 냉기이며, 생약 처방은 인체의 어긋난 흐름을 되살려주는 수단이 됩니다. 그러므로 평소 갈근탕을 활용하여 우리 몸에 수시로 침범하는 냉기를 초기에 처리해주는 것이 바로, 건강을 지키는 비결이 됩니다.

갈근탕 사례

냉기로 인해 몸살 증상이 심할 때

감기 초기 땀이 안 나고 오한 발열이 있을 때

추운 곳에 머문 후 목과 등 근육이 뭉치고 아플 때

"추운 곳에서 수영 후 발열, 몸살로 근육이 아픈 30대 남성"

수영으로 인해 냉기가 침입하여 근육통 및 오한 발열이 나타났습니다. 이런 경우 갈근탕을 따뜻하게 복용하고 취침 시 발열의 과정을 잘 견뎌낸다면 모공을 통해 체액이 배출되며 근육통과 몸살 증상이 빠르게 회복될 수 있습니다.

갈근탕은 주로 땀을 통해 정체된 체액과 냉기를 배출해주기에 약을 먹은 후, 비록 답답하더라도 옷을 따뜻하게 입고 냉수는 금지하는 것이 회복의 속도를 높입니다. 갈근탕 복용 후 모공이 열리는 순간, 냉기가 다시 침입하면 병이 회복되기 힘듭니다.

"찬 바람을 맞으며 식사한 후 발열과 몸살이 생긴 필자의 경험"

어느 날 제가 저녁 식사 후 윗옷을 벗고 배란다에서 긴 시간 찬 바람을 맞은 일이 있었는데요, 보통의 몸살감기 때와는 달리 이가 떨려 말하지도 못할 만큼 강력한 오한이 반복되었습니다. 내복을 입고 두꺼운 상의에 오리털 점퍼로 중무장한 후 두꺼운 이불을 덮었는데도 너무나 추운 나머지 이불 밖으로 발가락도 낼 수 없었습니다. 따뜻한 늦봄에 말이죠. 이렇게 심한 오한과 떨림은 평생 처음 느껴봤는데요. 살면서 지금까지 겪어본 오한은 비교가 되지 않았습니다.

한약 효능의 놀라움을 전하기 위해 그 상황을 떠올려보면, 치아에 마치 강력 모터 달린 것처럼 진동하고 입에서는 으~하는 괴성이 자동으로 흘러나왔습니다. 과장이라고 느낄 수도 있는데 실제 거의 고함을 지르는 수준이었습니다. 제 방에서 큰 괴성이 계속 들리니 제 아들은 아빠가 좀비 영화를 시청한다고 착각했답니다. 그런데 으~하는 좀비 소리가 너무 오랜 시간 들리니, 의아해하던 아들이 방문을 열게 되었는데요. 그것은 몸 깊숙한 곳의 냉기를 빼내기 위한 격렬한 떨림이었습니다. 이때는 비위에 직통으로 침입한 냉기를 제거해주는 처방이 회복의 핵심 KEY가 되는데요.

저는 아들에게 이중탕 과립을 가져오라고 하였으며, 과립을 입안에 털어 넣은 후 곧장 이불 안으로 들어갔습니다. 그리고 신기하게도 약 3분이란 짧은 시간이 흐른 후, 격렬했었던 몸의 떨림이 서서히 줄어들며 드디어 잠을 잘 수 있었는데요. 다음 날 오리털 점퍼를 벗었으며 오한도 사라졌습니다. 이런 경우에는 비위에 직통한 냉기를 완전하게 배출해야 하므로 이중탕을 며칠 더 복용하고 중간중간 갈근탕도 먹으며 냉기 배출을 완료했던 기억이 납니다.

냉기는 아주 살며시 당신 몸을 공격합니다.
그래서 냉기가 병의 원인임을 모른 채, 엉뚱한 약만 남용하는 경우가 많은데요. 이런 경우 갈근탕이나 이중탕 등을 적절하게 활용할 수 있다면 합성 약물의 오남용을 최소화해 줄 수 있을 것입니다.

갈근탕은 평소 땀을 흘리면 몸이 개운해지는 사람들에게 더욱 효과가 좋은데요. 이런 사람은 피부 아래 부근에 체액이 쉽게 정체되므로, 땀을 수시로 배출하면 몸이 개운해지고 피로감 역시 줄어들 수 있습니다.

반대로 마르고 평소 땀이 나면 어지러운 여성들이나 어르신은 갈근탕보다 인삼패독산 등의 생약 처방을 활용할 때가 많은데요. 그래도 그런 사람 역시 냉기의 침입으로 인해 어깨나 목 근육이 심하게 굳었다면, 갈근탕 양을 조금 줄여서 사용하면 됩니다.

또한, 아직 체력이 약한 유아들은 갈근탕을 먹을 경우가 그리 많지는 않답니다. 어린이 감기는 대부분 음식의 문제, 즉 소화 기관의 병증이 핵심 원인인 경우가 많으므로, 향사평위산이나 곽향정기산 계통의 처방이 더욱 유효할 때가 많습니다.

저는 평소 갈근탕을 자주 활용하지만 제 아들은 10살이 될 때까지 갈근탕을 먹은 경우가 거의 없습니다. 대부분 소화 기관의 문제를 해결해주는 처방으로 감기나 비염 등의 문제를 해결해 나갔습니다. 일반적으로 어린이들은 평소 비위의 문제만 잘 해소해 줘도 병으로 고생할 일이 거의 없음을 꼭 기억하시기 바랍니다.

갈근탕 역시 쌍화탕처럼 주변에서 쉽게 구할 수 있는 처방이며 환, 파우치, 과립제 등 다양한 제형으로 판매되고 있습니다.

같은 증상이지만 원인은 다르다.
동병이치(同病異治)!

어느 날, 남성 A는 **허리와 다리 근육이 뭉쳐서** 걷는 것도 힘들었습니다. 그래서 소염진통제 및 근육이완제를 복용하였는데요. 그러나 1주일이 지나도 그 통증이 쉽게 해소되지 않았습니다.

알고 보니 그 통증은 방사 과다로 인해 발생한 것이라, 고갈난 정이 재보충될 때까지는 통증이 반복될 수밖에 없었습니다. 그렇게 근육이완제를 복용하면 근육통이 일시적으로 줄었다가 요통이 재발하는 상황이 계속 이어졌습니다.

이 남성에게는 방사 후 고갈된 진액을 보강해주는 생약 처방인 쌍화탕이 필요한 상황이죠? 이 남성은 쌍화탕을 일주일 먹으며 사정을 금했는데요. 며칠 뒤 요통이 대부분 해소되었습니다.

몇달 후 그 남성은 **어깨와 목에 뻐근한 통증**을 느꼈습니다. 근육이 뭉침으로 생각하고 또다시 雙和湯을 복용했지만, 지난번처럼 근육통이 해소되지 않았습니다. 근육 뭉침에 효과가 좋던 雙和湯이 왜 이번에는 무용지물이 되었을까요?

첫 번째 경우는 방사, 과로 등으로 인한 신허요통[13]입니다. 정의 고갈로 인해 허리의 근육을 자양해주지 못하는 상황으로, 신장이 피곤해져서 허리를 받쳐주는 힘이 미약해진 상황입니다. 이를 한의학에서는 '신주요'(腎主腰)라고 표현하는데요. 신기능이 허리의 건강을 주관한다는 의미랍니다. 이렇게 허리 근육으로의 자양공급이 불량해져 나타난 요통에는 갈근탕으로 진액을 빼는 것이 아니라, 雙和湯과 같은 처방으로 허리 주변 근육의 진액을 보충해주는 것이 요통을 해소해주는 비결이 된답니다.

두 번째 근육통의 경우는, 추운 날 어깨와 목 근육에 통증이 생긴 경우로 '냉기 침범'이 근본 원인이므로 간에서 근육으로의 혈액 공급을 활성화하는 雙和湯은 큰 효과를 발휘하기 힘듭니다. 근본 원인은 냉기로 인한 혈관의 수축이니까요. 물론 이럴 때 雙和湯을 먹는다고 해서 몸에 부담을 주거나 큰 부작용이 나타난다는 뜻은 아닙니다. 해열진통제 대신 雙和湯이라도 먹는다면

---

13)   신장과 간의 정혈이 부족해지면서 발생한 요통을 의미한다.

회복에 작은 도움이 될 수도 있습니다. 그러나 이런 상황에서는 등과 목덜미에 침입한 냉기를 해소하여 위축된 혈관과 근육을 정상화해주는 갈근탕이 명약이 될 수 있습니다.

감기 초기!
정체된 체액과 냉기를 해소하는
갈근탕을 적절하게 활용할 수 있다면.
약물의 남용을 예방할 수 있습니다.

그러나 정체된 체액과 냉기를 방치한 채
소염진통제와 항생제에만 의존한하면,
오염된 체액과 바이러스는 점점 더
몸속 깊은 곳으로 흘러 들어가는데요.
그 결과, 신체 곳곳에 염증을 유발하게 됩니다.

제 5방

소 시 호 탕
小柴胡湯

"감기 후 계속되는 미열과 염증,
이 처방으로 해결한다!"

감기 후 별다른 이유도 없이
두통과 미열, 편도의 염증이 계속되는 경우,
간의 소통 기능을 정상화해주는 소시호탕이
몸의 회복에 큰 도움이 될 수 있습니다.

들어가는 글

우리가 통상 감기로 인식하는 증상은 크게
5가지 요인이 복합적으로 엮이며 발생할 수 있습니다.

그 첫 번째가 바로 **냉기(冷氣)** 침입
두 번째는 각종 **바이러스**로 인한 감염
세 번째는 **음식물을 통한 독소**의 유입
네 번째는 **만성 스트레스**로 인한 자율신경실조증
다섯 번째는 **과로와 수면 부족**으로 인한 음허증(陰虛證)

이런 요소들이 몸의 생리 균형과 체액 흐름을 깨뜨리면,
이를 조율해주는 과정에서 발열이나 통증, 염증과 같은
다양한 증상이 나타날 수 있는데요.

냉기와 바이러스가 원인이라면 이를 제거해주는 처방이,

음식이 원인이라면 음식 독소를 해소해주는 처방이,

스트레스가 원인이라면 스트레스를 해소하는 처방이,

과로로 인한 진액 부족과 자율신경실조가 원인일 때는

고갈된 정혈(精血)을 보강해주는 처방이

감기를 보다 근원적으로 해소하는 지름길이 됩니다.

그런데 이러한 1차 원인을 적절하게 제거하지 못하면

남은 독소가 몸의 분리수거장인 '간'으로 이동하게 됩니다.

그 결과 간과 연결된 편도나 귀에 염증이 생기거나 오한과

미열이 반복되며, 식욕부진과 피로감이 동반될 수 있는데요.

이는 각종 약물을 남용하게 하는 대표적인 상황이며,

이럴 때 **소시호탕**을 적절히 활용할 수만 있다면,

답 없이 계속되는 고통의 시간을 최소화 할 수 있답니다.

감기 후 계속되는
오한과 미열, 염증을 해소한다.

◆

寒熱往來, 胸脇苦滿, 默默不欲飲食, 口苦, 咽乾, 目眩

오한과 열의 반복, 가슴과 옆구리가 답답하고 불편하며

음식을 보고도 식욕이 없고 입이 쓰며 인후부가 건조하고

눈이 어질어질한 증상을 해소한다.

독감 및 감기를 앓은 후 증상이 완전히 해소되지 않은 채, 미열과 오한이 반복되는 경우가 종종 있는데요. 이렇게 심한 감기 후 계속되는 미열과 염증의 원인은 주로 간(肝)에 있는 경우가 많답니다. 그러므로 간의 정체된 체액 오염을 해소해주면 미열과 각종 염증 역시 사라지게 됩니다.

감기 초기에는 체액이 주로 피부 부근에 정체합니다. 그런데 이때 피부 쪽의 체액 정체를 깨끗하게 해결하지 못하거나 전투 과정에서 배출된 노폐물이 과도하게 배출되면, 그 체액과 노폐물들은 점차 간으로 이동하게 됩니다.

즉 피부 전선에서 대치 중이었던 냉기와 바이러스는 발한해표 (發汗解表) 과정을 통해 모공으로 적절히 배출되어야 했습니다. 그러나 거기서 제대로 처리되지 못한 탁한 체액과 바이러스는 체액의 흐름에 따라 인체의 쓰레기 분리수거장인 간에 쌓이게 되는데요.

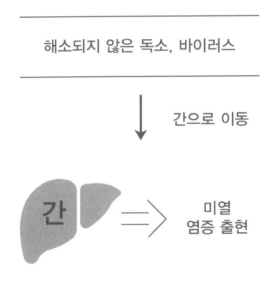

해소되지 않은 독소, 바이러스

간으로 이동

간 ⟹ 미열 염증 출현

이제 고열, 극심한 몸살 등 치열한 전투는 없습니다. 쓰레기와 독소 등이 한가득 쌓여있기 때문에 쉬엄쉬엄 정리해 나가야 합니다. 갈근탕의 경우처럼 병의 원인을 빠르게 해결할 수 없는 상황입니다.

이런 경우 간에서의 분리수거가 마무리될 때까지는 간 수치 및 염증 수치가 높은 상태로 유지될 수 있으며, 바이러스와의 싸움 역시 장기전으로 진행되는 경우가 빈번하답니다. 특히 간 기능과 연결된 신체 부위에 염증이 발생할 수 있는데요. 그 대표적인 부위가 바로 쓸개, 눈, 편도나 후두, 그리고 귀, 림프절(임파선), 위장 등이 되겠습니다.

이처럼 감기 후 탁한 체액이 간에 집중되면 편도나 귀에 염증이 오랜 시간 계속될 수 있으며 염증으로 인해 미열과 통증이 동반되는 경우도 많습니다. 하지만 밖으로 나타난 여러 증상을 대증 요법으로 해결하려 한다면 아마 먹어야 하는 약이 참 많아질 수 있겠죠? 간에 독소가 쌓인 상황에서 항생제가 오랜 시간 투여되면, 오히려 간의 청소 과정에 장애가 발생할 수 있는데요. 그 결과, 탁한 체액이 더욱 깊숙한 곳으로 침투할 수 있습니다. 그렇게 되면 회복시간 역시 더욱 길어지게 되겠죠?

이런 경우에는 간의 청소를 돕는 약초가 필요합니다.
간에 쌓인 독소 청소를 위해서는 간의 고유한 흐름을 살려주는 것이 무엇보다 우선인데요. 그에 적합한 약초가 바로 '시호'며, 처방으로는 '소시호탕'이 됩니다.

구역, 식욕감퇴(식욕부진),
위장 허약 위염, 피로 및 감기 후기 증상

소시호탕의 공인된 효능을 보면 위장에 관련된 증상이 많은데,
그 이유는 바로 소시호탕이 스트레스로 인한 염증의 해소에도
효과가 있기 때문입니다.

소시호탕의 대표적인 효능이 **〈구역, 식욕감퇴, 위염〉**인데요.
이런 증상은 주로 위장과 관련된 병으로 보이지만, 사실 이것은
위장만의 문제가 아니라, 간의 불균형으로 유발된 증상이랍니다.

스트레스로 인해 간에서 심장으로 올라가는 흐름이 약해지면
그 아래 흐름인 위장에서 간으로 흐르는 흐름 역시 정체됩니다.
이처럼 위장에서 간으로 흐르는 체액 순환이 정체되면 위염뿐만
아니라 간과 옆구리에 염증과 통증이 발생할 수도 있습니다.

피로감 역시도 마찬가지입니다. 이때의 피로감 및 각종 염증은
간의 불균형으로 인해 발생한 것이므로, 간의 고유한 흐름을 되
살려주는 것이 만성 피로 회복의 첫 단추가 된답니다.

소시호탕을 활용하다 보면 **대시호탕**이라는 처방까지 활용할 수 있는데요. 여러 의서를 보면 종종 "소시호탕보다 증상이 심할 때 대시호탕을 사용한다."라는 설명을 볼 수 있습니다. 그런데 사실 이 두 처방을 구분하는 기준은 증상의 강약 차이로 이루어지기보다는 체액 흐름의 방향성으로 구분되는 겁니다.

즉 소시호탕은 간에서 심장으로 향하는 체액의 흐름에 문제가 생겼을 때 사용하는 것이고, 대시호탕이란 생약 처방은 간에서 대장으로 향하는 체액 흐름이 실조되었을 때 활용되는 것입니다.

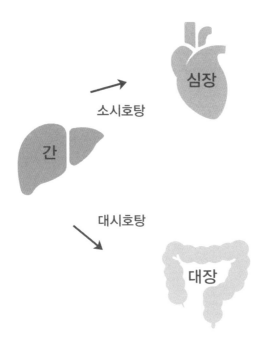

이러한 이유로 대시호탕은 스트레스로 인한 복부팽만과 변비에 활용될 수 있으며, 식생활 문제로 인한 식적 증상에 스트레스가 겹쳐있다면 향사평위산과도 적절히 병용될 수 있답니다.

✐ 소시호탕 사례

미열과 오한이 반복될 때

감기 후 체력이 회복되지 않을 때

감기 후 편도, 귀 등에 염증이 계속될 때

"36세 여성 스피닝 강사, 독감 회복 후 출근이 힘든 상태"

36세 여성은 보름 전 독감에 걸렸는데요. 독감 증상은 대부분 해소되었으나 몸이 계속 힘들다고 호소합니다. 특히 미열과 식욕 부진, 편도와 기관지 염증이 오랜 시간 이어지고 있는데요. 예전 과는 달리 체력이 금방 고갈되고 목이 아파서 수업을 진행하지 못하는 상태입니다. 혹시 큰 병이 생긴 건 아닌지 걱정이 되어 각종 검사도 하였는데요.

위 증상들을 보면 딱 소시호탕이 필요한 상황으로 보입니다. 이 여성은 소시호탕 과립을 보름 정도 복용한 후 모든 증상이 소실되었습니다. 그리고 매년 똑같은 증상으로 재방문했었는데요. 이 여성은 감기에 걸리면 항상 간과 연관된 병증으로 발전하는 것을 관찰할 수 있었습니다. 즉 감기 증상의 진행 양상도 사람에 따라 일정한 레퍼토리가 있답니다. 이렇게 평소 스트레스 지수가 높고 정신적 과로가 심한 사람들의 감기에는 소시호탕이 아주 유용하게 활용될 수 있습니다.

"독감 후 식욕부진으로 체중이 급감한 60대 교수"

독감 후 입맛이 없고 오한과 미열이 오랜 시간 반복되는 60대 후반의 남성입니다. 눈이 충혈되고 입이 쓰다고 말하며 극심한 피로감도 호소하는데요.

간의 정상적 흐름에 장애가 발생하며 간의 연결 통로인 눈이 쉽게 충혈되고 담즙이 역류하며 구고(口苦)인 입이 쓴 증상까지 발생하였습니다. 또한, 간에서 주관하는 상하 흐름이 실조되니 위장의 소화 기능에 문제가 생기고 위염이 발생하게 되는데요. 결국, 식사가 미흡해지며 체중이 짧은 시간에 많이 감소했으며, 이에 아내분이 많은 걱정을 하고 있습니다.

이 남성은 기력 회복을 위한 보약을 원하고 있었습니다. 그런데 이런 경우 우선해야 할 것이 바로 간의 생리 흐름을 되살려주는 것입니다. 그러므로 보약류는 소시호탕과 병행해서 복용하거나 혹은 각종 증상이 어느 정도 사라진 후 집중해서 복용하는 것도 아주 좋은 방법입니다.

이 남성은 소시호탕 과립 10g을 하루 두 번 복용하며 동시에 보약도 복용하였는데요. 보름 후 입이 쓴 구고 증상과 미열이 해소되었으며 1개월 후 식욕부진과 심한 피로감 역시 사라졌다고 합니다.

"부부싸움 후 극도의 스트레스를 받은 40대 여성"

극심한 스트레스 후, 편도염, 극심한 인후통, 미열, 식욕부진, 진땀, 사지 무력 증상이 동반된 40대 여성입니다. 최근 극심한 스트레스로 인해 간의 고유한 흐름이 실조되면서 나타난 미열과 목의 통증인데요. 이런 경우 소시호탕이 기본 처방으로 사용될 수 있습니다. 이 여성은 소시호탕과 〈은교산〉[14] 이란 생약을 5일 정도 먹은 후 목의 심한 통증과 염증, 미열이 80% 이상 소실되었습니다.

---

14) 유행성 감기, 급성 편도염으로 인한 목의 통증과 두통에 널리 활용되는 생약 처방이다.

✒ 소시호탕 활용 TIP

간은 우리 몸의 거대한 분리수거장으로 각종 노폐물과 쓰레기들이 가득 쌓인 공간입니다. 소시호탕은 이런 간의 문제를 정상화하는 처방이기에, 소시호탕 구성의 핵심인 시호나 황금 같은 약초가 간을 움직이면, 잠재되었던 각종 노폐물이 일순간 치솟게 됩니다. 마치 잠잠한 개울물에 발을 담그면, 쌓여있었던 흙먼지가 일어나며 물이 뿌옇게 탁해지는 것과 비슷한 상황인데요. 우리 몸에서는 이런 상황이 '염증이나 간 수치의 상승'이라는 결과로 나타날 수 있습니다.

즉 소시호탕이 항염증이나 간 손상 회복의 효능이 뛰어나지만, 그 청소의 과정에서 잠재되었던 독소가 퍼지며 간 수치 상승이 나타날 수 있는데요. 특히 간의 해독기능이 매우 약한 사람은 그 독소의 처리에 과부하가 걸리며 일시적 간 손상이 발생할 수 있다고 추측됩니다.

일본은 한약 처방이 일상에서 대중적으로 활용되고 있는데 그 중에서도 소시호탕은 많은 사람이 애용하는 처방 중 하나입니다. 예전에 소시호탕이 간염 치료에 큰 효과를 나타내며 일본에서 널리 처방되었던 적이 있었는데요. 그런데 불행하게도 간염 환자가 소시호탕을 먹은 후 간질성 폐렴 환자가 발생하고 사망자까지 나온 일이 있었습니다. 이 사실만 놓고 보면 소시호탕이 큰 오해를 받을 수도 있는데요. 하지만 이는 마치 취침 전에 와인과 수면제를 같이 먹는 것과 비슷한 상황입니다.

취침 전 와인 한잔이 심혈관질환의 예방에 큰 도움이 되지만 수면제랑 와인을 함께 먹으면 사망할 수도 있듯이 소시호탕과 인터페론[15]이 동시에 투여되면 간질성 폐렴이 발생할 수도 있습니다. 그러므로 간에 관련된 합성 약물을 복용하는 사람이라면 전문가의 상담을 받은 후 소시호탕 복용 여부를 결정하시기 바랍니다.

---

15) 바이러스 침입 시 면역계의 방어 활성을 돕고 병원체 제거를 위해 만들어지는 당단백질.

염증은 독소 해소과정의 산물로,
이를 담당하는 장기는 바로 간(肝)입니다.

평소 우리 간을 크게 괴롭히는 독이지만
우리가 그 심각성을 쉽게 방관하는 것은
바로 스트레스로 인한 '마음의 독'입니다.

화를 낼 때 호흡으로 나오는 수증기는
그 어떤 독약보다도 강력하다고 합니다.
그래서 분노는 최대한 흘려보내야 합니다.
흐르지 않고 쌓아두면 간이 힘드니까요.
이런 이유로 소통의 기능[16]이
간의 주요 생리 기능이 되었나 봅니다.

---

16) 간주소설(肝主疎泄). 간의 핵심적인 기능으로 육체적, 정신적 양방향 흐름을 담당한다.

꾀병 아니야?

"태극 5장 준비!"

20대 초반, 태권도장에서 사범 아르바이트를 할 때였습니다.

초등학교 4학년 한 남학생이 감기에 걸린 후, 어떤 날에는 아주 신나게 뛰어놀며 열심히 운동하다가 또 어떤 날에는 축 처진 채 구석에 앉아 있었는데요. 놀 때는 신나게 뛰어다니며 고함지르던 녀석이 갑자기 "목이 아파요, 어지러워요, 추워요, 더워요, 머리 아파요." 하며 운동을 빼먹는 상황이 3주나 이어졌습니다.

"이거 꾀병 아니야?" 걱정 반, 의심 반으로 체온을 측정해보면 37도보다 약간 높습니다. 뭔가 이상한 점은 있으나 특별히 고열이나 심한 몸살 증상이 있는 것도 아닙니다.

"야~너는 노는 타임만 참여하고 힘든 운동은 쏙 빠져버리네?"

　주변 친구들이나 관장님도 아이를 의심하기 시작합니다.
그러나 정작 본인은 참 괴로워 보입니다. 목이 부어서 밥도 잘 못
먹는다고 합니다. 그런 시간이 계속 이어지니 부모님의 걱정도 점
점 커져만 갑니다. 그런데 학원 차를 운전하던 중 불현듯 며칠
전에 공부했던 처방 하나가 하나가 제 머릿속을 스쳤습니다. 바
로 '소시호탕'이었죠.

'목 아픔과 어지러움, 두통, 식욕부진 거기에 오한으로 추워하다
가 미열을 느끼며 한열(寒熱)이 오락가락 반복되는 현상!'
바로 소시호탕이 필요한 상황입니다. 다음날 소시호탕 과립제를
가져와서 아이에게 먹인 후 남은 건 집에 가져가 계속 먹으라고
했는데요. 이틀 후 아이의 부모님에게서 전화가 왔습니다.
"아이가 너무 오래 힘들어해서 걱정했었는데 주신 약을 먹은 후 아
이가 예전처럼 돌아왔다."고 말씀하시며 참 고마워하셨습니다.
　이런 일이 바로 소 뒷걸음질에 쥐 잡은 상황입니다.
제가 그 시절 그 약의 구성과 효능을 배웠다고 하더라도 사실
그건 그 처방의 원리를 알고 사용한 것이 아닙니다. 우리 몸의
상황과 한약이 방향성이 잘 맞으면 누구나 이런 효과를 볼 수
있으며, 이는 한약의 고유한 장점이 되겠습니다.

제 6방

이중탕

理中湯

"비위의 냉증으로 인한
각종 병증을 해소하는 처방"

손이 차가운 여성.

찬 음식에 콧물을 흘리는 어린이.

이는 뱃속의 냉함이 원인일 때가 많으며

'뱃속이 냉하다.'라는 말의 의미는

비위 기혈순환이 불량함을 내포합니다.

통(通)하지 않으면 염증이 생기고

근육이 경직되며 복통도 발생합니다.

대변 문제나 소화불량 역시 빈번해집니다.

이런 증상을 해소하는 근본 해결책은 바로

뱃속을 따뜻하게 유지해주는 것입니다.

들어가는 글

평소 건강 관리에 철두철미했던 영조 대왕은
비위 기능을 돕는 생약을 매일 복용했다고 하는데요.
영조는 자신의 건강을 지켜준 이 처방의 공로를 기리며
'이중건공탕'(理中建功湯)이란 이름을 하사하였습니다.

아들 사도세자와의 갈등을 보면 느낄 수 있듯,
영조 대왕은 단순하고 호탕한 성격이라기보단
생각이 많으며 예민한 성격의 남성으로 보입니다.

이런 성격의 사람은 우리 주변에서 자주 관찰되지요?
꼼꼼하고 섬세한 성격에 두뇌도 좋은 편이나,

대체로 생각이 많으며 작은 일에도 근심, 걱정하고
매사를 피곤하게 대하는 성향이 있습니다.

한의학에 비주사(脾主思)라는 개념이 있는데요.
생각과 근심은 비위와 밀접한 관련이 있다는 의미로
비위가 약한 사람은 생리적인 특성에 따라 근심과 걱정,
별 의미 없는 잡생각이 많아질 수 있습니다.

근심, 걱정, 과도한 생각은 위장을 약하게 합니다.
그런데 위장이 약한 사람은 생각과 근심이 많습니다.
비위와 근심, 이 둘은 닭과 달걀의 관계와 비슷하지요?

이런 사람은 옆 사람을 피곤하게 하는 경향이 있습니다.
왜냐하면, 자기 스스로가 이미 복잡한 상태이기 때문이죠.
아마 영조 대왕도 이런 성향의 소유자로 추측됩니다.
그래서 나랏일도 하나하나 세밀하게 처리했을 겁니다.

그러나 비위와 췌장으로의 혈류 순환 장애가 수시로
발생하기 때문에 소화불량이나 복통, 설사, 사지 무력증,
저혈당과 같은 증상이 종종 나타날 수 있답니다.

그러므로 이런 유형의 사람은 평소 비위를 잘 관리하면
성격이 좀 더 부드럽고 긍정적으로 유지될 수 있습니다.
아마 영조 대왕이 이중탕을 수십 년 애용한 이유도
이런 맥락에서 나타난 생존 본능이 아닐까 생각됩니다.

사람은 자신의 약한 부위를 감추려는 속성이 있습니다.
소화 기능이 약한 사람은 비위를 감싸고 보호하기 위해
어깨가 앞쪽으로 움츠려져 있는 경우가 많은데요.

비위가 약하면 언뜻 몸이 약해 보일 수 있습니다.
하지만 그들이 진짜로 약하다고 단정할 수는 없습니다.
오히려 평소 돌도 삼킬 것처럼 건강해 보였던 사람이
어느 날 갑자기 건강이 나빠지는 경우를 종종 봅니다.

비위가 튼튼한 사람은 평소 몸에 대한 배려가 부족할 수 있는데요.
음식은 먹고 싶은 만큼 먹으며, 밤새 술 마시는 것도 가능하죠.
연속된 사정(射精)에도 지치지 않습니다.

그러나 영조 대왕 같은 유형은 자기 관리가 철저하겠죠?
음식도 적당량 이상은 먹지 않는 편입니다.
밤새며 술 마시는 경우도 극히 드뭅니다.

몸의 변화에 아주 예민하게 반응하므로

평소 생활의 불균형을 적절히 조율해주는 편입니다.

철두철미한 성격이 건강에도 그대로 적용되는 것입니다.

이런 사람에게는 심장에서 비위, 폐장으로의

체액 순환을 활성화하여 복부를 따뜻하게

유지해주는 것이 최고의 건강법이 되는데요.

이처럼 까다롭고 철두철미했던 성격의 소유자가,

그리고 좋다는 약은 무엇이든 구할 수 있었던 왕이,

매일 3번씩 평생을 복용하며 애용해왔던 처방!

그 유명한 처방이 바로 '**이중탕**'인 것입니다.

비위가 냉(冷)한 사람의
소화불량, 설사, 비염을 해소한다.

吐利寒多 寒多而嘔 腹痛 氣結在胸 大病後 脈沈無力

냉기의 침입으로 인한 구토, 설사, 복통과

큰 병을 앓은 후 맥이 약하고 무력한 것을 해소한다.

이중탕은 '비위가 냉해져서 나타나는 복통과 설사, 소화불량' 등에 널리 활용되는 처방입니다. 또한, 이중탕은 어린이 비염에 아주 유용하게 활용할 수 있는데요. 실제 임상에서뿐만 아니라 각종 연구에서도 이중탕이 알레르기에 유효하다는 것이 확인되었습니다. (Th2 사이토카인 및 케모카인 분비 조절을 통한 이중탕의 항알러지 효능 연구 등)

체내로 유입된 물은 명문화라는 열에 의해 수증기로 변한 후 주로 호흡(코, 입, 피부)을 통해 배출됩니다. 그러나 냉한 음식이 과하게 유입되면 심장 박동과 부신의 기능이 약해지고 혈관이 위축되면서 결국 명문화의 불꽃이 꺼지게 됩니다.

이렇게 근본 불꽃인 명문화가 약해지면 기화되지 못한 체액이 코를 통해 그대로 흘러나올 수 있는데요. 이를 보고 비염이라 합니다만, 사실 비염은 콧물의 원인이라기보다는 결과에 가깝습니다. 대표적인 사례가 바로 아이들이 찬 음료수나 아이스크림을 먹은 후 콧물이 흐르거나 재채기를 연발하는 경우입니다. 아직 비위와 신장이 미성숙한 어린이가 차가운 음식을 자주 즐기게 되면 비위에서 심폐로 향하는 체액 순환이 쉽게 정체되는데요. 그 결과, 뱃속으로 들어온 차가운 물이 수증기로 기화되지 못한답니다.

기화되지 못한 물이 코로 넘치면 콧속의 많은 구멍마다 물이 고여 썩게 됩니다. 이렇게 체액이 정체되면 누구나 염증이 생길 수 있으며 세균과 바이러스도 출몰할 수 있는데요. 이런 상황에서는 냉해진 비위를 따뜻하게 해주는 것이 비염 해소의 비결이 되는 것입니다.

즉, 이중탕의 활용 포인트는 비위의 기화가 약해진 것입니다. 비위가 냉해지면 혈액과 림프액 순환에 장애가 발생하며 꾸르륵 물소리도 들릴 수 있습니다. 복부의 순환 장애로 인하여 복통도 잦아질 수 있습니다. 이렇게 비위가 냉해져서 발생하는 복통은 주로 어린이나 여성들에게서 자주 발생할 수 있는데요.

찬 기운으로 인해 근육이 경직되면 몸은 그 상황을 해소하기 위해 통증을 유발합니다. 그 부위가 아프다는 것은 해당 부위에 기혈이 통하지 않는다는 신호입니다. 이런 경우 우리에게는 비위 부근에 고인 차가운 체액을 수증기로 변화시킬 수 있는 온기가 필요한 것입니다. 항생제나 진통제는 복부의 순환을 억제하기에 오히려 뱃속을 더욱 차갑게 만들 수 있습니다.

이럴 때 우리는 본능적으로 아픈 부위를 손으로 만져주거나, 따뜻한 것으로 복부를 데워주는 등, 기혈순환에 도움이 될 수 있는 수단을 본능적으로 활용하게 됩니다. 자녀들의 아픈 배를 만져주던 엄마의 따뜻한 손은 정말 약이 되는 것입니다.

비위와 췌장은 차가운 환경을 특히 싫어합니다.
냉기로 인해 체액과 기혈순환이 미흡해지면 비위는 자기 본연의 업무를 수행할 수가 없으며, 근방의 췌장(이자)이나 심장 기능도 약해지게 됩니다.

비위와 췌장, 심장의 주요 기능 중 하나가 바로 영양이 풍부한 혈액을 온몸 구석구석까지 잘 전달해주는 역할인데요. 이를 두고 한의학에서는 '비주사말'(脾主四末)이라 합니다. 하지만 비위의 순환 기능이 약해지면 영양분을 사지말단으로 보내줄 수 없게 됩니다. 그럼 위로는 뇌세포부터, 아래로는 사지말단의 세포들이 배가 고파 두려움에 떨기 시작합니다. 당분이 떨어지며 손발이 떨리는 것이 대표적인 사례인데요.

식사 한두 끼 놓쳤을 때, 몸에 힘이 빠지고 손이 떨리며 예민해지는 사람은 이런 비위의 불균형이 내포된 경우가 많답니다. 이런 이유로 평소 식사를 걸렀을 때 체력이 쉽게 떨어지는 사람이라면 이중탕의 개념이 포함된 〈건리탕이나 팔물탕〉[17] 과 같은 생약 처방이 건강에 큰 도움을 줄 수 있는 것입니다.

뇌와 손발 등 몸 구석구석에 혈액과 영양분이 공급되지 않으면 세포는 배고프다는 신호를 보내고, 뇌는 세포들을 살리기 위해 혈액 속으로 영양분을 넣어주게 됩니다. 그래서 이런 상황에서는 당 수치가 자연스럽게 상승할 수 있습니다. 또한, 비위의 냉증이 오래되면 췌장과 비위의 기능이 약해지며 혈당수치를 조절하는 호르몬 피드백에도 문제가 발생할 수 있습니다.

이렇게 인슐린 분비와 당 조절에 핵심 장기인 췌장의 기능이 약해지면 당뇨 수치가 일정 범위를 이탈할 가능성이 크답니다.

---

17) 건리탕은 시중에서 생산되지 않으므로 이중탕과 소건중탕을 합해서 복용하면 된다. 팔물탕은 이중탕과 유사한 사군자탕이란 처방에, 혈을 보하는 사물탕이 더해진 처방으로 기혈을 동시에 보강해준다.

어떤 경우에는 혈당이 급격히 상승하였다가 또 금방 저혈당에 빠집니다. 그렇게 몸은 쉽게 피곤해지고, 성격의 변동 폭도 매우 커지게 됩니다. 즉 당 조절 실패로 인한 문제들이 수시로 발생하는 것입니다.

이때의 혈당 상승은 말초 세포들을 살리기 위한 내 몸의 자연스러운 반응입니다. 비위와 췌장의 순환이 살아나면 말단으로의 영양공급도 회복되고 당 수치 변화도 어느 정도 조율될 수 있을 겁니다.

무조건 약으로 수치를 억제하는 것은 바람직하지 않습니다.
발끝의 소중한 나의 세포들은 배가 고파 죽을 것 같은데
인위적으로 밥줄을 끊어버린 채 세포를 고사시키는 겁니다.
그럼 심장에서 멀리 있는 세포들부터 죽어가기 시작합니다.
세포가 죽으면 해당 조직 역시도 서서히 괴사합니다.
다리가 썩는 당뇨 합병증은 당 수치가 높아져서 발생하는 것이 아닙니다. 맑은 혈액이 말단으로 흐르지 못하는 것이 근본 원인입니다. 즉 해당 부위의 순환을 살리면 세포도 살아나게 됩니다.

비주사말(脾主四末)의 한방원리가 중요한 이유입니다.
평소 뱃속을 따뜻하게 유지해주는 것도 참으로 중요합니다.

그래야 순환의 핵심 기관인 심장의 펌프질이 방해받지 않습니다. 그렇지 않으면 하복부의 순환에 문제가 계속되므로, 그것이 훗날 위염, 방광염, 요통, 우울증, 대하증 등 다양한 병증의 원인이 될 수 있답니다. 이런 이유로 오랜 기간 복부를 차갑게 방치한 사람에게 생약 처방으로 하복부의 냉기를 해소해주면, 일시적이지만 명현현상[18]이 발생할 수도 있는데요.

한 여성이 아랫배를 따뜻하게 만들어주는 한약을 복용한 후, 오랜 기간 쌓여있던 여성 분비물(냉)이 흘러나오며 몸이 급격히 피곤해진다면, 이 여성은 그 상황을 어떻게 받아들일까요? 아마 불안한 마음에 한약 복용을 포기할 수 있습니다. 그리고 각종 병원 검사를 받으며 불필요한 의료비만 지출하는 안타까운 일이 발생할 수도 있을 겁니다.

위와 같은 여성은 체질적으로 비위와 하복부 기혈순환이 약한 이유로, 어혈 및 분비물이 정체된 상태입니다. 그래서 비위부터 췌장, 골반강 등의 순환을 돕는 처방이 꼭 필요합니다. 하지만 명현현상이 불편하게 느껴져 한약 복용이 두렵다면, 생활에서의 노력만으로도 복부의 냉기를 충분히 제거할 수는 있는데요.

---

18) 건강이나 질병이 호전되면서 나타나는 일시적인 증후로 부작용과는 달리 치료 과정 중 나타나는 불편한 증후를 의미한다.

가장 기본적인 노력은 바로 평소에 찬 음식을 줄이고 온수를 섭취하는 것입니다. 여기에 더해 하복부를 따뜻하게 해주는 반신욕과 걷기 운동도 병행한다면 약에 의존할 일도 크게 줄어들 것입니다.

하지만 찬 음료 섭취로 인하여 비염이 계속되는데도 불구하고 아침에 냉수 한두 컵이 건강에 좋다는 건강 정보를 그대로 따라 하는 사람이 의외로 많습니다. 또한, 빈속에 냉커피를 마시면서 오랜 시간 앉아 있는 사람도 늘어나고 있는데요. 이처럼 소중한 명문화를 약하게 만드는 생활이 계속된다면, 아마 타고난 비위가 건강했던 사람도 시간이 흐르면서 비염과 알레르기 증상, 과민성 대장증후군 등으로 고생 할 수 있습니다. 아직 비위가 연약한 어린이들은 더 말할 것도 없겠죠? 이렇게 사소한 문제로 인해 먹지 않아도 될 약을 오남용하게 되고, 결국 악순환에 빠지는 경우가 굉장히 빈번하다는 것을 꼭 알고 있어야 합니다.

최근 어떤 영상에서 "냉수 섭취로 뱃속을 차갑게 만드는 것이 칼로리를 많이 소비시켜서 다이어트에 도움이 된다."라고 말하는 주장을 봤는데요. 그것은 표면적인 결과만 보고 단정한 위험한 주장일 수 있으니 되도록 맹신하지 마세요. 냉기가 뱃속을 바로 직통해버리면 건강에 아주 치명적인 결과를 초래할 수 있음을 꼭 명심해야 할 것입니다.

요량이 많은 사람의 위장 허약, 위 무력,
설사, 구토, 위통, 손발이 차가운 사람

이중탕에 적용되는 위장 허약 및 위장 통증은 향사평위산이나
반하사심탕과는 달리, 찬 음식이나 냉기가 복부로 직통하며 발생
한 문제들입니다. 즉 냉기로 인해 심장과 비위의 양기가 약해져
심장 – 비위 – 폐장 사이의 체액 순환이 느려지고 차가운 물이
고여버린 상황입니다.

이렇게 뱃속이 냉해진 '비위허한증'은 비위의 병증뿐만 아니라
비염, 불면, 기침, 자가면역질환, 만성 피로, 생리통, 방광염 등
우리 몸에 나타나는 각종 병증의 원인으로 작용할 수 있습니다.
그러므로 선천적으로 뱃속이 쉽게 냉해지는 사람이 이중탕으로
비위허한증을 예방할 수 있다면, 건강 유지에 아주 큰 도움을
받을 수 있는 것입니다.

만약 이중탕도 한약이라서 복용이 걱정되신다면 생강을 즐겨
드시면 됩니다. 이중탕의 핵심 약초가 바로 생강을 건조한 '건강
(乾薑)'인데요. 평소 생강을 환이나 청으로 활용한다면 이중탕의
효능을 어느 정도 대체할 수 있을 겁니다.

🖋 이중탕 사례

> 아랫배가 차가운 사람
>
> 손발이 차고 소화력이 약한 여성
>
> 찬 음식에 복통, 설사가 잦은 어린이

"만성 소화 불량, 잦은 복통 때문에 힘든 10대 여고생"

평소 소화불량과 잦은 복통이 있는 여학생입니다.
중학교 때에는 잦은 복통으로 인해 학업에 지장을 받는 경우가
많았다고 합니다. 손발이 냉한 편이며 찬 음식에도 취약합니다.
주요 증상은 소화불량, 잦은 복통과 생리통, 수족 냉증 및 만성
피로와 집중력 저하인데요.

이중탕을 두 달 복용한 후, 잦은 복통과 설사, 피로감이 많이
줄어들며 학업에 불편함이 크게 줄었다고 합니다. 고2라서 체력
적으로도 힘에 부친 상태였는데, 비위 순환이 살아나며 식사가
편해졌고 그로 인해 체력이 향상된 것으로 보입니다.

이런 유형의 사람은 이중탕 및 팔물탕 등을 꾸준히 복용하면 면역력과 체력 유지에도 많은 도움을 줄 수 있으니 참고하시기 바랍니다.

"성장 저하, 소식, 배가 자주 아픈 6세 남아"

이 남아는 태어났을 때부터 골격이 작았다고 합니다.

식사량이 적고 성장이 미흡한 편이며 평소 잦은 복통과 감기, 비염 증상으로 항생제 복용이 빈번한데요. 이런 어린이들은 심장에서 비위, 폐장으로의 순환 능력이 선천적으로 약한 편이므로 항생제의 복용이 몸에 큰 부담을 줄 수 있습니다.

비위 기능이 약하여 평소 식사량과 영양의 생성이 부족하므로 또래보다 성장이 더딥니다. 그리고 영양 부족으로 인해 복부의 근육이 종종 경직되며 복통도 잦습니다. 비위가 냉해지며 콧물, 알레르기 증상도 자주 발생하는데요. 항생제 복용으로 몸이 힘들어진 상태입니다. 이런 경우 이중탕에 어린이의 대표 보약 중 하나인 '소건중탕'을 더해서 꾸준하게 복용해주면, 비위의 기능이 살아나며 식사량도 늘고 복통, 비염에 걸리는 횟수도 점점 줄어들게 된답니다.

이중탕 과립 3g과 소건중탕 과립 3g을 함께 처방하였으며 이를 '건리탕'이라고 부릅니다. 이 생약은 타고난 비위 기능이 약하고 성장이 더딘 아이들에게 좋은 보약으로, 비위가 약한 어린이의 건강 증진에 큰 도움이 되는 처방입니다.

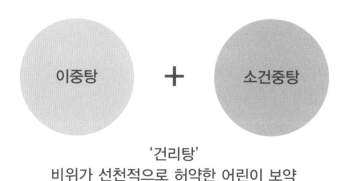

'건리탕'
비위가 선천적으로 허약한 어린이 보약

"명문화가 약한 고3 여고생"

타고난 심장이 작은 사람은 비위 기능뿐만 아니라 신장, 부신, 난소까지의 기혈순환도 약해질 수 있습니다. 그 결과, 몸의 근본 불꽃인 명문화가 쉽게 약해질 수 있는데요.

심장과 비위의 양기가 약한 편인 고3 여학생은 항상 피곤하고 방광염도 자주 발생하며 복통 설사도 빈번합니다. 평소 소화가 불량하고 손도 차갑다고 합니다. 월경 주기가 되면 등교를 포기해버릴 만큼 몸이 힘들어지는데요. 대체로 하복부와 자궁, 생식기 부근의 냉기로 인해 신체 전반에 각종 문제가 나타나는 경우가 빈번하며, 대표적인 증상이 방광염, 질염, 생리통 등입니다.

이런 경우 이중탕과 팔미지황환으로 비위와 하복부에 온도를 높여주고 신장과 난소, 부신으로의 혈류 순환을 도와주면, 만성 피로, 방광염, 복통, 소화불량, 생리 증후군 감소에 도움이 될 수 있답니다. 심장 – 비위 – 부신, 난소로의 순환 실조가 근본적 원인이기에 이중탕에 부신으로의 순환을 돕는 팔미지황환이란 처방을 함께 활용하는 것입니다.

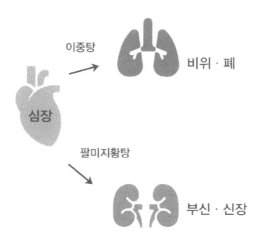

"비위가 차가운 30대 중반 여성"

선생님인 이 여성은 타고난 비위 기능이 약하여 차가운 음식에 아주 취약한 편입니다. 어느 날 여행 중 몸이 피곤한 상태에서 냉한 음식을 먹은 후 몸살 및 설사, 복통이 발생하였습니다.

음식을 잘못 먹었다고 판단한 선생님은 평소 구비 하고 있던 향사평위산을 복용했는데요. 그러나 며칠이 지나도록 물 설사가 멈추지 않았습니다. 평소 비위에 병증이 발생했을 때마다 향사평위산의 효과를 톡톡히 봐왔던 분이었기에, 향사평위산을 먹어도 설사가 계속되는 이 상황을 의아하게 생각하였습니다. 저는 이 여성에게 비위의 냉기가 핵심 원인이므로 이중탕만 10g씩 하루 총 5번 복용하라고 조언하였습니다. 2일 뒤 심하던 설사가 멈추고 5일 후에는 복통과 힘 빠지는 증상이 대부분 사라졌다고 합니다.

이중탕 활용 TIP

비위가 냉하고 소화력이 약하면 불필요한 수분이나 노폐물이 쉽게 정체되는데요. 체내에 불필요한 수분이 많이 정체된 사람은 눈 아래 다크써클이 진해질 수 있으며, 알레르기 증상도 자주 나타날 수 있습니다. 이런 경우에 비위의 정체된 수분을 제거해 주는 것이 건강에 도움을 줄 수 있으며, 평소 이중탕을 활용해 뱃속을 따뜻하게 유지해주는 것이 건강을 지키는 지혜입니다.

물론 땀이 많고 몸에 열이 많은 사람도 찬 음식으로 인해 속이 냉해졌다면, 일시적으로 이중탕을 활용할 수 있습니다. 그리고 인삼이 몸에 맞지 않는 사람 역시, 비위가 냉해졌다면 이중탕을 복용할 수 있습니다. 저도 인삼 부작용이 있지만 이중탕을 자주 먹는 편인데요. 개별적인 약초의 독성도 다른 약초들과 조합을 이루게 되면 그 편향됨이 줄어들기 때문입니다.

이중탕의 구성 약초들을 보면, 평소 식품으로 자주 사용하는 인삼, 백출, 건강, 감초 이렇게 4가지로 한약재로 구성되어 있는데요. 삼계탕에 들어가는 약초구성보다 무난해 보입니다.

이처럼 이중탕의 구성은 참 단순하지만, 그 활용도는 굉장히 우수한 처방입니다. 특히 하복부가 차가운 어린이의 비염과 잦은 복통, 여성들의 소화불량과 설사에도 큰 도움이 될 수 있으니 평소 적절히 활용해보시기 바랍니다.

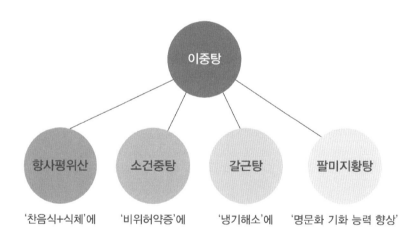

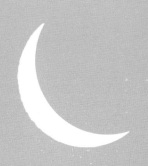

비위의 냉함과 더불어

음식 문제, 식적(食積)이 동반되어 있다면

이중탕과 향사평위산을 같이 활용하면 됩니다.

복통이 잦은 남자 어린이

추운 겨울날, 11살 남자 초등학생이 외식한 후, 밖에 나갈 때마다 명치 부위가 아프다고 말합니다. 그런데 다시 실내로 들어가면 그 통증이 서서히 없어진다고 하는데요. 그러다 다시 밖에 나가면 명치의 통증을 호소하며 배를 구부립니다.
이 아이의 원인 모를 통증, 과연 무엇이 문제일까요?

비위에 냉기가 침범한 상태에서 추운 밖으로 나오니, 아이의 어깨와 상체가 움츠러듭니다. 즉, 어깨가 앞으로 움츠러들면서 냉기로 인해 위축되었던 비위는 더욱 심한 압박을 받게 되겠죠?
비위에 침범한 냉기에 더해 자세 문제까지 겹치면서 원인 모를 통증이 반복되는 상황인데요.

보통 시간이 지나면 비위의 냉기는 자연스럽게 사라집니다. 그러나 종종 복통이 지속되는 경우가 있는데요. 그런 상황에서는 냉기로 억눌려버린 비위의 기혈순환을 양호하게 하는 이중탕을 활용해주는 것이, 고통의 시간을 줄이는 비결이 됩니다.

복부의 냉기를 스스로 해소하기 힘든 사람에게 이중탕은 인생 처방이 될 수 있습니다. 특히 미성숙한 유아나 명문화가 약해진 어르신, 그리고 복부가 냉한 여성이 이중탕을 적절하게 활용할 수 있다면, 건강 유지에 많은 도움이 될 수 있을 것입니다.

심장과 비위는 자세가 아주 중요하게 작용합니다. 특히 비위가 약한 사람은 통상 어깨를 앞으로 움츠리는데요. 어깨가 앞으로 굽게 되면 비위가 억눌리기 때문에 비위의 순환에 더욱 큰 장애가 발생할 수 있답니다. 그런 경우에는 어떤 약도 무용지물이 될 수 있으니 참고하시기 바랍니다.

제 7방

오령산
五苓散

"체액의 정체로 인한
발열, 구토, 어지러움을 해소하는 처방"

아이가 물만 마셔도 구토를 합니다.
밥도 못 먹으니 상황은 점점 힘들어집니다.
통상 이런 경우 링거 주사를 맞으며
무작정 회복을 기다리는 방법밖에 없는데요.

이럴 때 아이를 구하는 핵심 비결은 바로
위장에 고여버린 물을 뚫어주는 것입니다.

들어가는 글

우리 몸의 70%는 물이기에 물의 문제로 인한 병증이
아주 빈번하게 발생합니다. 그러나 물의 정체가 각종 병의
원인이 된다는 개념은 아직 널리 알려지지 않았는데요.

그래서 많은 사람이 물의 정체를 해결하지 못한 채
항생제나 진통제의 오남용에 빠지는 경우가 많으며,
그 대표적인 사례가 바로 어린이의 '구토'랍니다.

어린이들은 아직 위의 운동력이 약한 편이므로
음식으로 인해 체액이 위장에 쉽게 정체될 수 있습니다.

체액이 위장에 고이면, 통상 구토와 고열이 표출되며
가끔 그 증상이 심각해지는 경우도 빈번한데요.

아이가 밥을 먹지 못하고. 물만 마셔도 토를 해버립니다,
간혹 심한 탈수증상으로 이어질 수도 있는데요.
힘이 빠져 쳐져 있는 아이를 보면, 뭐라도 해주고 싶지만
영양 주사 외에는 마땅히 해줄 수 있는 수단이 없습니다.

그러나 이런 힘든 상황을 최소화할 수 있는 처방이 이미
존재하고 있는데요. 그 생약 처방이 바로 '**오령산**'이랍니다.

수분의 편재로 인한 각종 병증을 해소한다.

◆

水入則吐 霍亂 頭痛 發熱 身疼痛 熱多欲飮水者

물을 먹고 바로 토를 하는 경우, 곽란, 두통, 발열 및

신체 곳곳이 아프고 열감을 동반한 갈증에 사용한다.

우리 몸은 대부분 물로 이루어져 있기에, 수시로 물의 흐름에 문제가 발생합니다. 종종 특정 신체 부위에 물이 고이거나 가끔 홍수도 발생하는데요. 이렇게 체액의 흐름에 문제가 생기면 원인 모를 병증이 우후죽순 출현할 수 있습니다.

한 예로 5살 남자 어린이가 토하며 밥도 못 먹습니다. 목이 마르지만, 물을 조금밖에 마시지 못합니다. 수분 섭취량을 조금이라도 늘리면 바로 토하니까요. 이렇게 힘든 상황에서 식사까지 못 하니 점점 기력을 잃어갑니다. 만약 구토 증상이 완화되지 않고 오래 시간 탈수증이 지속되면, 더 힘든 상황에 봉착할 수도 있습니다.

이런 경우 통상 장염부터 A형 독감, 감기 등의 병을 진단받을 수 있는데요. 치료 과정에서 항생제가 필요할 수도 있을 겁니다. 그러나 항생제를 복용하더라도 체액의 정체를 해소해주기 위한 노력이 꼭 병행되어야 한답니다. 그렇지 않으면 병증이 생각보다 오랜 시간 지속될 수 있습니다.

물의 정체와 바이러스의 활동은 마치 닭과 달걀의 관계처럼 그 선후의 구별이 어렵습니다. 물이 고여서 바이러스가 번식할 수 있고 바이러스 때문에 물이 정체될 수도 있으니까요. 즉 체액의 정체와 바이러스는 바늘과 실의 관계처럼, 서로 동반되는 경우가 빈번하답니다. 그러므로 바이러스를 빠르게 해소하기 위해서는 물의 정체를 동시에 해결해주는 것이 좋습니다.

이는 마치 음식 찌꺼기가 쌓인 싱크대 하수구의 상황과 비슷합니다. 하수구에서 쌓인 음식물을 청소하지 않은 상태에서는 아무리 독한 약을 뿌려도, 곰팡이와 벌레들은 다시 창궐할 것입니다. 독한 약을 오랜 시간 붓는다면 결국, 마셔야 하는 식수의 정화에도 큰 부담을 줄 것입니다.

즉, 소화 기관에 오염된 물이 고여 있고, 그 속에는 각종 바이러스와 세균이 창궐한 상태입니다. 위장에 체액이 고여 있으니 음식을 먹어도 바로 토해버립니다. 오염된 체액이 고여 있는 곳에 세균, 바이러스까지 퍼져있으니, 우리 몸은 구토나 설사를 하며 그 독소를 배출하려고 노력합니다.

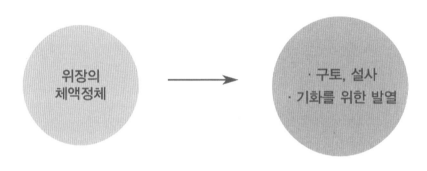

이렇게 특정 부위에 고여 있는 물을 수증기로 증발시키기 위해서는 무엇이 필요한가요? 또 바이러스와의 전투에서 승리하기 위해서는 과연 우리 몸에 무엇이 필요할까요?

고여 있는 물을 수증기로 변화시키는 힘!
강한 면역력을 유지하기 위해서는 고열이 필요합니다.
이런 이유로 우리 몸은 자연스럽게 열을 유발할 수 있는데요.
즉, 이런 상황에서는 무작정 해열제를 먹기보다 체액의 정체를 해소하기 위한 수단이 우선되어야 합니다. 그리고 더욱 근본적인 것은 바로 수분의 정체를 예방하는 것이며, 이를 위해서는 우리 몸의 불꽃인 '양기(陽氣)'를 항상 충만하게 유지해주는 것이 가장 중요합니다.

체액 처리 능력의 핵심은 몸의 '양기'(陽氣)에 달려 있습니다. 이 양기의 개념을 한의학에서는 명문화(命門火)라고 부르는데요. 명문화의 개념을 현대적으로 해석하자면, 부신을 중심으로 한 성호르몬의 역할, 세포의 ATP(adenosine triphosphate) 효율 및 소화로 인한 열에너지를 포함한 인체의 항상성 유지와 그 개념이 유사합니다.

이처럼 체액 기화의 핵심 능력은 명문화라는 몸의 불꽃에 의해 결정됩니다. 그러나 명문화라는 불꽃이 약해진 사람은 물이 원활하게 기화되지 못하는 경향이 있습니다. 또한, 물이 정체된 신체 부위에는 각종 세균이나 바이러스도 쉽게 번식하게 됩니다.

나이가 어리거나 물을 증발시키는 불꽃이 약한 사람은 위장에 체액이 쉽게 정체된답니다. 이런 이유로 남들과 똑같은 음식을 먹더라도 유독 내 아이만 열나고 토를 하는 경우가 있는데요. 이처럼 갑자기 몸이 아프고 힘들어졌을 때는 통상 물이 정체된 경우가 의외로 많으며, 이때 치료의 핵심은 바로 위장에 정체된 체액을 풀어주는 것입니다. 위장에 정체된 체액을 해소해준다는 설명이, 현대 의학을 전공하는 사람들에게는 비과학적으로 느껴질 수도 있을 겁니다. 그러나 소화 기관의 체액 정체로 인하여 실제 구토, 설사, 발열, 어지러움, 부종, 두통 등이 발생했을 때, 위장의 체액 정체를 해소하는 처방이 그 고통의 시간을 최대한 줄여줄 수 있으며, 그 대표적인 처방이 바로 '**오령산**'입니다.

우리가 널리 사용하는 청심환이 심장으로부터 시작된 기혈의 순환 정체를 해소한다면, 오령산은 체액, 특히 소화 기관의 체액 정체 해소에 유효한 처방입니다.

이렇게 체액이 정체된 부위를 소통시켜주면 그 후에는 내 몸의 면역 세포들이 스스로 싸우며 병증을 이겨냅니다. 즉 이런 경우에는 체액의 정체를 해소하는 방법으로 열과 구토, 바이러스를 자연스럽게 잠재워야 한답니다. 그래야 고생의 시간을 단축하고 뒤탈도 적습니다. 평소 청심환을 쉽게 활용하듯, 체액의 정체를 정상화하는 오령산을 적절히 활용할 수 있다면, 원인 모를 구토나 어지러움, 부종 등의 병증 해소에 큰 도움이 될 수 있겠죠?

세균과 바이러스는 체액이 고인 곳에서 단단히 방어막을 치고 있습니다. 면역 세포가 쉽게 도달하기 힘든 구석구석에 자리를 잡은 경우도 많습니다. 그렇게 순환이 정체된 곳은 아무리 독한 약을 써도 약물의 도달이 쉽지 않습니다. 이런 경우에 항생제 등을 장복하면, 괜한 위장만 괴롭히고 소중한 미생물들만 죽어 나갈 수 있습니다.

독한 약을 뿌리며 바이러스 등을 박멸하는 방법은 위급 상황에서나 활용할 수 있는 수단입니다. 이러한 몸 상황에서는 막힌 체액을 순환시켜, 몸이 스스로 세균과 바이러스를 이기도록 돕는 것이 이상적인 치료 방법입니다. 즉, 정체된 체액을 순환해주는 노력이 최고의 해열제, 항생제가 된답니다. 이런 이유로 오령산이 노로바이러스나 독감 등에 유효한 효과를 나타내는 것입니다.

성인들도 마취제나 항생제 등을 반복적으로 투여하면 어지러움 및 구토 증상이 종종 발생하는데요. 평소처럼 식사했는데도 불구하고 속이 울렁거리거나 급작스러운 어지러움이 발생할 수 있습니다. 그래도 기화 능력이 강한 성인들은 약이 없이도 체액의 정체가 자연스럽게 사라지는 경우가 많습니다. 그러나 어린이는 아직 정체된 체액을 풀어낼 수 있는 명문화의 불꽃이 약한 상태이므로 사소한 상황에서도 체액의 정체로 인한 병증이 빈번할 수 있기에, 오령산이 더욱 요긴한 경우가 많습니다.

목마름, 소변량 감소,

구역, 구토, 복통, 물 설사 등

제약사의 오령산 효능 설명서를 살펴보면, 목마름부터 구토 및 소변량 감소, 구역, 설사 등 다양한 증상에 활용되는 것을 알 수 있는데요. 실제 임상에서는 복통, 설사뿐만 아니라 불면, 메니에르 증후군, 이석증, 두통에도 사용할 수 있습니다.

물이 순환되지 않고 한쪽에 정체되면 목마름이나 안구 건조증 등도 발생할 수 있습니다. 또 물이 기화되지 못하면서 소변량이 감소하거나 혹은 위장에 물이 정체되면서 울렁거림이나 구역질, 잦은 멀미, 두통, 뇌부종, 내이(內耳) 수종 등의 증상도 동반될 수 있습니다. 그래서 체액 정체를 해소해주는 오령산이 목마름, 구토나 설사뿐만 아니라 메니에르 증후군이나 불면 등에도 일정 부분 효과가 있음이 실제 임상과 연구를 통해 확인되고 있는 것입니다.

합성 약물과 달리 생약 처방은 표면적인 증상보다는 '체액의 흐름 및 전체적 순환'을 중시합니다. 그러므로 물의 정체를 해소하고 그 흐름을 되살리면, 그로 인해 발생했었던 여러 증상이 자연스럽게 소멸할 수 있으며, 그 대표적인 생약 처방이 바로 오령산입니다.

이렇게 체액 정체라는 하나의 원인에서 다양한 병증이 비롯됩니다. 이런 상황에서 만약 위장과 신장에 부담을 주는 항생제만 먹는다면 우리 몸은 과연 어찌 될까요? 체액 조절의 핵심 기관들인 소화 기관과 신장이 약해지니 오히려 체액의 정체를 더욱 심각하게 만들 수 있을 겁니다.

또한, 수술이나 치과 치료를 받는 경우 부득이하게 항생제를 장복하는 경우가 많은데요. 그로 인해 소화 기관이 약해지면서 위장에 체액이 고이면 구역질, 구토, 설사 등이 나타날 수도 있습니다. 물론 이는 일시적인 현상이라 대부분 시간이 흐르면서 증상이 해소됩니다만, 구토나 어지러움 증상이 심한 경우라면 오령산을 적당히 활용해보시는 것도 좋을 것입니다.

숙취로 구역질하는 사람

물만 마셔도 토하는 어린이

갑자기 어지러움이 발생한 사람

평소 물 많이 마시는 것이 힘든 사람

"찬 음료와 아이스크림을 먹은 후 독감에 걸린 9살 여아"

갑자기 발생한 구토와 발열 증상으로 병원에 방문한 결과 A형 독감 진단을 받은 초등학생 어린이입니다. 구토를 언제부터 시작했는지 물어보니 밖에서 아이스크림과 찬 음료수를 마시고 온 저녁부터 구토와 발열이 시작되었다고 하는데요.

장에 차가운 물이 고이고 바이러스도 퍼진 상태로 보입니다. 이때는 소화 기관에 정체된 냉수를 제거해주는 방법을 활용하여 구토와 열을 해소해줘야 하는데요. 위장에 정체된 체액을 해소해주는 오령산과 비위의 냉수를 제거하는 이중탕을 같이 처방했습니다. 다음날 구토, 발열이 멈췄고, 2일 후에는 아이가 정상으로 돌아왔으며, 항바이러스제는 먹지 않았다고 합니다.

"합성 약을 오래 먹은 후 얼굴에 심한 피부염이 발생한 여성"

40대 후반의 여성은 갑상샘 약을 오랜 기간 복용한 후 얼굴, 목, 두피 등에 심한 염증이 발생하였습니다. 얼굴과 목 주변이 아주 붉게 변했으며 가려움도 심한 상태입니다.

이는 자신이 가진 해독 능력보다 과도한 약물이 유입되었을 때 발생할 수 있는 증상으로, 쉽게 말해 약독(藥毒)이 쌓이며 얼굴까지 올라온 경우입니다. 더러운 물이 하수구로 빠져나가지 않고 위로 점점 넘쳐흐르는 것을 상상하시면 되는데요. 합성 약물뿐만 아니라 생약이나 식품을 잘못 복용해도 이러한 현상이 나타날 수 있습니다.

이 여성은 정체된 체액을 해소해주는 것이 우선 과제였으며, 약으로 오염된 체액을 정화하기 위하여 신장 기능도 높여줘야 했습니다. 그러나 머리까지 상승한 독소가 완전하게 빠져나가는 것이 그렇게 간단한 일은 아닙니다. 또한, 먹는 약들을 줄이고 신장 기능이 살아나야만 상체의 염증과 가려움이 점차 해소될 수 있기에, 치료 기간이 아주 오래 걸릴 수 있답니다. 이럴 때 대부분 피부과 약을 찾습니다만, 그런 약으로 병증이 쉽게 해소될 수 있다면 무슨 걱정이 있을까요?

우리 몸은 인과관계가 아주 정확합니다.

몸에 약 독소가 쌓여서 얼굴에 염증이 발생한 상황이기 때문에 그 독소가 배출되지 않으면 증상은 절대로 사라지지 않습니다. 즉 스테로이드나 소염제를 비롯한 대증치료 약물로는 오히려 그 증상을 악화시키는 경우가 많은 것입니다. 이런 여성에게 필요한 것은 몸에 독소를 배출해주는 자연 음식과 약초, 더불어 독소 많은 음식을 피하며, 소식을 꾸준히 실시하는 것입니다.

이 여성은 오령산과 신장 기능을 높이는 처방을 6개월 처방하였는데요. 4개월까지 별다른 효과도, 반응도 없었습니다. 그렇게 여성이 점점 불안함을 느끼기 시작하던 5개월째! 갑자기 얼굴의 붉은 염증과 가려움증이 사라지지 시작했으며, 약 6개월째는 얼굴이 완전히 정상으로 돌아오게 되었습니다.

먹으면 가려움이 곧장 사라지는 약들을 쉽게 처방받을 수 있는 현실에서, 먹기 힘들고 비싼 한약을 6개월이나 참으며 먹었던 이 여성도 참 대단하지요? 2~3개월이 될 때까지 아무 호전이 없으면 치료를 포기하는 사람도 많거든요. 약 2년 뒤 다시 만났을 때, 얼굴과 목의 피부염은 그때 이후 재발이 없다고 하였습니다. 이 사례는 생약의 효과도 있었지만, 여성의 합성 약 중단 및 식생활 조절의 노력도 아주 큰 역할을 했다고 생각합니다.

"고기를 먹은 후부터 물 설사를 하는 60대 남성"

고기를 과하게 먹은 후 물 설사가 시작된 60대 남성으로, 설사 증상이 심해져 지사제를 복용하였는데요. 증상이 괜찮아졌다가 다음 날 설사를 반복하며 대변의 상태가 불량하다고 말합니다. 이 남성은 음식 독소로 인해 물 설사를 하는 것이므로 설사가 나오는 것을 무조건 막아서는 안 됩니다. 그럼 독소가 체내에 정체되겠죠? 이런 경우에는 음식 독소를 해소해주는 향사평위산과 소화 기관의 체액 조절을 위해 오령산을 같이 복용해줍니다. 그럼 불편한 증상들이 자연스럽게 해소될 수 있습니다.

이처럼 오령산과 평위산이 합해진 처방을 〈위령탕〉이라 하며 대부분의 제약회사에서 소량 포장으로도 생산하고 있는 유용한 처방입니다. 참고로 찬 음료나 아이스크림을 먹고 설사를 한다면 오령산과 이중탕을 같이 활용하면 되겠죠?

✒ 오령산 활용 TIP

체액이 심하게 정체되어 있던 사람이 오령산을 한 번에 너무 많이 복용하면 잠이 오거나 몸이 피곤해질 수도 있습니다. 왜냐하면, 뇌와 심장에 정체되었던 체액이 하강하면서 뇌의 자극이 줄어들기 때문입니다. 그 결과, 몸이 좀 나른해지거나 평소보다 잠이 오는 경우가 종종 나타날 수 있습니다. 정체되었던 체액이 순환되며 뇌를 압박하고 있던 불편함이 줄어든 것입니다.

이런 경우 잠이 오거나 나른해지는 것은 약 부작용이 아니라 정상적인 몸의 반응입니다. 몸은 지금껏 부족했던 수면 시간을 보충하며 골수와 혈액을 충분히 생성하게 됩니다. 그렇게 일정 시간이 지나면 피로감과 노곤함은 서서히 사라지게 됩니다.

또한, 오령산의 부작용 중 하나가 바로 가려움과 발진인데요. 꽉 막혔던 체액이 순환되면서 피부에 일시적인 가려움과 발진이 나타나는 것입니다. 마치 오랜 시간 냉탕에 머무른 후, 온탕에 들어가면 피부가 가려운 것과 비슷한 원리입니다.

스테로이드는 인체의 독소를 잠재, 억제하지만 생약은 그와 반대입니다. 마치 개울물에 발을 담그면 오래된 흙이 사방으로 일어나며 물을 뿌옇게 만드는 것처럼, 몸에 쌓인 독소를 오히려 확 뒤집어 놓는 경우가 빈번합니다. 쌓였던 독소들이 전신으로 퍼지게 되면 피부로 표출되겠죠? 정체된 체액을 순환시켜주는 오령산의 대표적 명현현상이 바로 피부 가려움인 이유입니다.

통상적으로, 오령산을 복용한 후 이러한 명현현상이 나타나는 경우는 아주 드문 일입니다. 그러나 만약 약 복용 시 피부 가려움이 발생했다면, 림프액의 독소 정체가 어느 정도 진행된 상황이라고 추측할 수 있습니다.

체액이 위장에 정체되면 열이 나거나
물만 마셔도 바로 구토할 수 있습니다.
정체된 체액이 심장의 박동을 방해하면
두근거림, 부정맥, 불안감이 발생할 수 있으며,
귀에 고이면 심한 어지러움을 유발합니다.

각종 병증마다 일일이 각개 약물로 대응하면
오히려 체액 여과의 주인공인 신장의 기능을
더욱 약하게 만들 수 있음을 꼭 기억하세요.

한약, 겁나서 못 먹겠습니다.

어느 날 한 남성이 전화로 자신의 병증을 설명합니다.

'몸이 붓고 배가 점점 불러오며 소변이 잘 나오지 않는다. 머리가 터질 듯 아프고 눈알이 빠질 것 같다. 불면증이 심해 고생을 한다. 배가 답답해 생활이 힘들고 식사도 힘든 상황이다. 오랜 기간 치료했는데 별 소용이 없으며, 병이 점점 더 심해지는 상황이라 전화를 하였다. 어떤 방법이 없냐면서 꼭 약을 지어달라'고 호소합니다.

이런 경우는 참 애매합니다. 전화상으로 한약을 판매할 수도 없으며, 또한 '까마귀 날자 배 떨어진다고' 몸이 이렇게 심각한 상황에서 한약을 먹은 후에 혹시나 몸에 무슨 문제라도 생기면 병원에서는 한약이 그 원인이라고 말하는 경우가 종종 있기에 좀 부담스러운 환자 유형입니다. 그러나 이러한 상황에서 그냥 전화를 끊어 버릴 수는 없는 일입니다. 그리고 체액의 정체 정도가 아주 심각한 상태로 보였기에, 생약 처방을 활용해 위급한 증상을 어느 정도 해소해주고 싶었습니다. 그래서,

"과립 한약 며칠 분을 무료로 보내드리겠습니다. 몸이 좀 힘들더라도 꼭 다 복용해보세요"라고 신신당부하였지요.

그때 보냈던 처방이 바로 오령산입니다. 아마 1회 복용량이 14~15g으로, 복용량을 평균보다 더욱 증량해서 보냈던 것으로 기억하는데요. 왜냐하면, 이럴 때 표면적인 증상 치료에 시간을 뺏겨버리면 근본적 원인 해소가 힘들 수 있기 때문입니다.

즉 몸이 많이 안 좋은 사람들은 치료 과정에서 감기나 통증, 가려움 등 다양한 증상이 발생할 수 있는데요. 치료 도중에 일상적인 병증에 노출되는 경우도 많고, 몸이 회복하는 과정에서 몸살 감기 등도 나타날 수 있답니다. 이런 경우 대게 한약 복용을 중단해버리고 항생제, 소염진통제 등을 찾게 되니, 결국 한약 복용이 중단되며 아까운 돈만 날릴 수 있습니다. 그러므로 이런 사람은 초기에 약 복용량을 크게 높여서 몸이 힘든 시간을 짧고 굵게 해주는 것이 오히려 회복 가능성을 높일 수 있습니다. 그리고 경제

적인 문제로 인해 비싼 한약을 오래 먹지 못하는 사람들도 많이 있으니까요.

3일 후, 남성에게 전화가 왔습니다.
보내드린 한약을 잘 드시는지 물어보니 보내준 한약을 도저히 못 먹겠다고 말하며, 남은 약을 어떻게 할지 제게 물어봅니다. 의아한 마음에 약을 못 먹는 이유가 뭔지 남성에게 물어보니,

"한약을 먹은 후부터 몸이 간지러워집니다. 가려움 때문에 생활이 좀 불편한데요. 혹시 한약이 간에 부담을 주는 것은 아닌가요?"

그래서 저는 환자 몸의 여러 증상은 어떻게 변했는지 이것저것 대화를 해봤는데요. 그러자 남성이 잊고 있었다는 듯이,

"아, 소변은 예전보다 조금 잘 나오고 부종도 조금은 줄어들었네요? 그런데 이 약을 먹으면서부터 너무 피곤하고 낮에도 잠이 옵니다. 이건 왜 그런 건가요? 간에 부담이 되어서 그런 것 아닌가요?"

그럼 배가 빵빵하고 가슴이 답답한 증상은 어떤지 물어보니, 배가 빵빵하고 가슴이 답답했던 증상과 두통 역시 며칠 전보다 조금 줄어든 것 같다고 대답했습니다. 그래서 저는,

"담배를 끊으면 막혀있던 혈액 순환이 활발히 이루어지면서 일시적으로 몸이 가려운 것처럼, 지금 약 때문에 막혔던 몸이 순환되면서 가려운 것이니 너무 걱정하지 마십시오. 그리고 잠이 오고 노곤한 것도 뇌를 압박하던 체액이 내려가며 나타난 자연스러운 반응이니, 남은 약을 계속 드시는 게 좋습니다."라고 조언했는데요.

그 말을 듣고 잠시 고민하던 남성은 이렇게 말했습니다.

"죄송한데, 겁이 나서 더는 못 먹겠습니다."

물론 이런 상황은 드문 경우입니다. 보통의 경우는 힘들어도 꾹 참고 먹으며 결국, 얼마 후에는 각종 증상이 해소되며 몸이 좋아지는 경우가 대부분입니다. 그러나 이 남성은 이미 전화하기 전부터 스스로 마음을 결정한 상태였습니다.

아마 보낸 약을 먹기 시작하며, 주변 사람에게 "한약을 왜 먹어? 한약은 간에 해롭고 위험할 수 있다."라는 소리도 많이 들었을 겁니다. 그런데 제 정성과 노력이 소모된 것보다 더 안타까웠던 것은 바로, 한약은 간에 해롭다는 잘못된 누명을 벗기지 못한 것입니다.

물론 한편으로는 조금은 이해가 됩니다.

유명하지 않은 저를 어떻게 찾아내서 연락한 것을 보면 아마도 전국의 좋은 병원은 다 방문해보고 실패를 거듭했을 것입니다. 다양한 건강 지식도 섭렵하였을 것이라 유추됩니다. 이런 경우 주변에서 보고 들은 지식이 많아지면, 걱정과 의심만 점점 더 커지게 됩니다.

즉 이미 부정적인 마음과 두려운 생각이 그를 점령한 상태였을 것입니다. 이렇게 병의 괴로움과 세뇌된 고정 관념 앞에서는, 그 어떤 처방도 무용지물임을 다시 확인했습니다.

약이라는 것도 사람과 사람의 연(緣)이 맞아야 했습니다. 이것이 바로 약(藥)이 지닌 뚜렷한 한계점이었습니다. 사실 약은 스스로 해낼 수 있는 것이 아무것도 없습니다. 약이란 사람이 결정하고, 효과도 사람이 내는 것입니다.

세상의 모든 병은 평상시 마음과 생활에서 비롯되므로 해결의 열쇠 역시, 약이 아니라 우리의 생활과 마음에 달려 있습니다. 병이란 것은 마음에서 생성되고, 결국 마음으로 인해 모든 병이 나타나므로, 건강한 삶을 위해 우리에게 가장 필요한 것은 바로 평상시 몸과 마음의 자세였던 것입니다.

제 8방

영계출감탕
苓桂朮甘湯

"체액 정체로 인한
두근거림과 어지러움을 해소하는 처방"

앉았다 일어서면 눈앞이 깜깜합니다.
때때로 심장이 두근거리고 불안해집니다.
갑자기 어지럽고 두근거리는 이유,
과연 무엇일까요?

이유 없이 나타난 어지러움과 두근거림!
그 원인은 바로 '심장을 막고 있는 물'입니다.

들어가는 글

나무만 들여다보면 숲을 볼 수 없습니다.

산 전체를 비추고 있는 찬란한 태양의 존재도 모릅니다.

들여다보면 볼수록 없애야 할 잡풀과 진드기만 보일 뿐이죠.

그러나 건강한 숲이란 진드기, 잡풀 하나 없는 산이 아니라

숲속의 모든 생명이 상생과 소멸을 유지하며 살아가는

조화로운 공동체를 의미합니다.

체액과 기운의 흐름이란 몸의 큰 숲을 보지 못한 채

신체를 분석하고 파고드는 일에만 집중하게 된다면,

부정맥, 기립성 빈혈, 불안장애, 공황장애, 이명, 위염 등

머리 아픈 병명들만 점점 더 늘어나게 될 것입니다.

심장 주위에 물이 정체되면 두근거림이 발생합니다.
심장 박동이 약해지니 빈혈처럼 어지러움이 생깁니다.
맥박이 불규칙해지니 심장에 문제가 있다고 생각됩니다.
두근거림이 빈번해지니 불안한 증상도 동반됩니다.
그렇게 하나의 원인이지만, 여러 병증을 진단받게 되고
복용해야 하는 약물들은 점점 더 늘어나게 됩니다.

물론 몸과 병에 대한 세밀한 분석도 꼭 필요합니다.
그러나 몸의 흐름 전체를 모두 볼 수 있을 때만이,
그런 세부적인 분석도 빛을 발할 수 있을 겁니다.

건강의 핵심은 맑은 체액이 잘 흐르는 것에 달려 있기에
평소 체액의 흐름을 원활하게 유지해주는 것이 바로
병에 걸리지 않고 건강하게 지낼 수 있는 비결이 됩니다.

건강이란 세포 하나하나에 대한 순환으로 결정되며
그 핵심이 바로 '심장 주변의 체액 흐름'입니다.

기립성 빈혈과 어지러움 및
잦은 두근거림을 해소한다.

心下逆滿 氣上衝胸 起則頭眩

심하 부근에 고인 체액이 상부로 역상하며 생긴

가슴 답답한 증상과 기립성 어지러움을 해소한다.

가족 중, 늦게 자고 늦게 일어나는 올빼미형 인간이 있나요?

사실 그들이 본래부터 게으르거나 나태한 것은 아니랍니다.

단지 몸에 발동 걸리는 시간이 남들보다 느릴 뿐입니다.

아침에 발동이 늦게 걸리니 당연히 취침 시간도 늦어집니다.

그런데 이런 사람은 어떤 문제로 인해 발동이 늦어지는 걸까요?

이른 새벽, 태양이 떠오르기 시작할 때면

우리 몸도 엔진을 예열하며 가동 준비를 합니다.

심장 박동이 높아지고 갑상샘과 부신도 깨어납니다.

그렇게 밤새 꺼져있었던 보일러를 돌려주는 것입니다.

그런데 이 보일러의 열효율이 약해진 사람은

몸의 발동, 즉 깨어나는 시간 역시 오래 걸리게 됩니다.
마치 축축하게 젖은 빨래는 햇빛에 잘 마르지 않듯,
몸이 축축해지면 아침에 태양이 솟아도 몸이 계속 늘어지며
태양이 중천 가까이 올라온 후에야 몸이 풀리기 시작합니다.
그렇게 하루를 늦게 시작한 결과 취침도 늦게 이루어집니다

몸의 불꽃이 약해지면 물의 기화 능력이 떨어지게 됩니다.
기화 능력이 약해지면 몸은 물 먹은 하마처럼 무거워집니다.
즉, 우리 몸의 불꽃이 약해지면 물이 기화되지 못합니다.
기화되지 못한 물은 몸에 고여서 탁한 물로 변하게 됩니다.

그 물은 신체 어느 곳이든 쉽게 정체될 수 있습니다.
코나 귀처럼 빈 공간이 있는 곳을 특히나 좋아합니다.
가끔은 홍수가 나서 주변으로 넘치는 경우도 많습니다.

만약 넘친 물이 귓속에 고이면 '내이 수종'이 발생합니다.
내이 수종은 원인 모를 어지러움의 핵심 원인이 되는데요.
그 결과 이명이나 메니에르 증후군이 나타날 수도 있습니다.

즉, 갑작스러운 어지러움 및 메니에르 증후군은 체액의 정체로
인한 내이의 압력 변화가 핵심 원인일 때가 아주 많습니다.

기화가 안 된 물이 콧속에 고이면 비염, 축농증이 생깁니다. 그런데 기화가 안 된 물이 콧속에만 정체되는 것이 아닙니다. 만약 체액이 귓속에 고이게 되면 삼출성 중이염이나 메니에르 증후군을 유발하고 체액이 심장 주변에 고이면 두근거림, 불안, 공황장애 증상이 나타날 수 있습니다. 또 심장 주변에 정체된 체액이 역류하면, 뇌를 자극하며 불면이나 두통, 우울증, 신경질을 유발할 수도 있습니다.

즉 물이 심장에서 신장으로 흐르지 못해 뇌를 자극하는 것! 이것이 바로 나이 들면서 발생하는 불면과 우울감의 주요 원인이지만 대부분은 표면에 드러난 증상 소멸에만 집중하게 됩니다.

그 결과, 불면증 때문에 수면제,
원인 모를 두통이 심해지며 진통제,
심장이 수시로 두근거려서 부정맥약,
결국, 심장약으로 소중한 심장 박동을 억제해버립니다.

그러나 소중한 심장 박동은 함부로 억제하는 것이 아닙니다. 건강은 순환이고 순환의 힘은 심장 박동에서 비롯되기 때문이죠. 두근거리는 심장의 박동은 심장 주변 정체된 체액을 뚫기 위한 우리 몸의 생존 본능입니다.

하지만 몸의 주인은 오히려 심장 박동을 약하게 만드는 약에 의존하며 소중한 심장의 펌프질을 계속 억제해버립니다. 그런데 심장 박동이 오랜 시간 억제되면 오히려 체액 정체는 더욱 심해질 수 있습니다. 그래서 우리 몸은 정체된 체액을 절대로 그냥 두지 않습니다. 막혀버린 순환을 되살리기 위해, 심장 박동과 압력을 높이게 됩니다.

이때 혈압이 높아지고 심장이 두근거리며 부정맥이 나타나는 상황은 심장 박동을 억제해달라는 뜻이 아닙니다. 어떤 부위가 막히면서 체액의 순환이 잘 안 되고 있으니 이를 원활하게 소통시켜 달라는 당신 몸의 소중한 SOS입니다.

이런 경우 약으로 오랜 시간 심장 박동을 억누르면 당장 손과 발까지의 순환이 약해지며 부종이 생길 수 있습니다. 혈압약의 대표적인 부작용 중 하나가 '부종'인 것도 이런 이유에서입니다. 또한, 위로 올라가야 하는 뇌로의 순환은 더욱 불량해지겠죠?

그렇게 순환이 약해지게 되면 위로는 불면증, 어지러움, 두통, 아래로는 요통, 요실금, 전립선 등의 소변 문제, 무릎 통증 등 갖가지 질병이 우후죽순 표출되게 됩니다. 그렇게 또 다른 약이 계속 늘어나는 악순환이 시작되는 것입니다.

어지러움, 동요감, 두근거림이 있으며
요량 감소, 신경과민, 두통 등

영계출감탕 설명서를 보면 '두근거림'이 주요 효능으로 설명되는데, 이때 두근거림은 바로 체액이 심장 박동을 방해하며 발생한 것이므로, 심장 박동을 억제해야 하는 상황이 아니랍니다. 이럴 때는 심장에서의 흐름을 방해하고 있는 정체된 체액을 치워주는 것이 정답이겠죠? 앞에 장애물을 치우고 정상적인 통로를 다시 확보하여야 합니다.

사실 사소한 체액 정체는 그렇게 큰 문제가 아닐 수 있습니다. 소중한 심장 박동을 약으로 억제하며 오히려 각종 병증을 유발하는 약물의 악순환이, 사실 가장 큰 문제인 것입니다.

체액의 역류로 인한 내이와 뇌압의 상승은 급작스러운 어지러움의 주요 원인입니다. 이런 경우 항생제나 스테로이드로 귀의 기능을 차단하며 어지러움을 못 느끼게 만드는 방법은 정말로 급한 상황이 아니라면 되도록 피해야 하는 치료법입니다. 멀쩡한 귀의 기능을 상실시켜 어지러움을 못 느끼게 하는 방법보다는 정체된 체액을 적절히 순환시켜주는 것이, 당신 몸을 지켜주는 자연스러운 방법이 되겠습니다.

몸은 한쪽을 통제하면 다른 한쪽을 잃어버립니다.

특히 심장의 순환을 통제하면 잃는 것이 너무도 많습니다.

여기서 나타난 두근거림, 어지러움, 두통 등은 모두 체액이 정체되며 나타난 병증이죠? 즉 심장약, 항우울증약, 진통제, 스테로이드 등이 과도하게 들어가면 체액 순환만 더욱 약해지게 되며 결국, 더 힘든 상황에 빠질 수 있는 것입니다.

이런 이유로 사람에 따라 체액이 정체되는 원인을 해소해주는 것은 무엇보다 중요합니다. 특히 약보다 우선인 것은 평소 수분 섭취를 몸에 맞게 적당하게 해주는 것입니다. 즉 평소 물 마시는 습관을 적절히 조절해주는 것이 가장 기본이며, 굳이 약을 먹는다면 체액의 정체를 정상화하는 처방 등을 활용해야 합니다.

그렇게 표면적 증상이 어느 정도 해소된 후, 명문화의 불꽃이 줄지 않도록, 몸을 자주 움직이며 '상하순환'의 능력을 키워주는 것이 체액의 정체를 예방하는 근본 치료법이 되겠습니다.

왜냐하면, 명문화 개념은 뇌하수체와 시상하부부터, 아래로는 갑상샘 및 부신 축을 이어주는 '상하순환'과 아주 밀접한 연관이 있기 때문입니다.

"물을 최대한 많이 마셔라"라는 고정 관념이 생각보다 수많은 환자를 양산하고 있습니다. 최근에는 메니에르 증후군 환자에게까지 수분 섭취를 강조하는 일도 많은데요.

수분 섭취량은 환자 몸의 상황에 따라 아주 신중히 접근해야 할 사항입니다. 특히, 메니에르 증후군 환자나 수시로 어지러운 사람은 체액 흐름에 문제가 잠재된 경우가 많기에, 과도한 수분 섭취가 오히려 몸에 독이 될 수 있음을 꼭 인지하고 있어야 하겠습니다.

물론 무조건 물을 적게 마시라는 의미는 아닙니다.
과로로 진액이 부족해지면 이 역시 어지러움과 두근거림을 유발하는 원인이 될 수 있는데요. 이런 경우에는 수분이나 음식을 충분히 섭취하면서 진액을 보충해주는 것이 좋겠죠? 단, 이때도 물을 한 번에 많이 마시기보다는, 자주자주 조금씩 마셔주는 것이 체액 정체를 예방하는 비결이 되겠습니다.

체액의 정체는 수분 섭취 불균형뿐만 아니라 복합적인 문제로 인해 나타납니다. 노화로 인한 심장과 신장 기능 저하, 소화력 약화, 식생활, 운동 부족 등 총체적인 문제로 비롯되기에, 영계출감탕이 이런 근본적인 문제까지는 해결하지 못합니다. 그러나 심장 주변에 체액이 정체되면서 발생한 어지러움과 두근거림의 해소에는 영계출감탕이 큰 도움을 줄 수 있습니다. 특히 하루 2L 수분 섭취가 몸에 부담이 되거나 혹은 어지러움과 두근거림이 빈번한 여성에게는 영계출감탕이 아주 유용할 수 있답니다.

참고로 더운 날 찬 음료를 과도하게 마시면 위장에 체액이 쉽게 정체되며 내이의 압력을 높이는 원인이 될 수 있답니다. 이런 이유로 인해 메니에르 증후군 환자 발생이 여름철에 더욱 증가하는 경향이 있습니다. 그러므로 여름철 체중 감량에 도전하는 사람은 냉수보다 되도록 온수를 섭취하는 것을 권장합니다.

기립성 빈혈이 잦은 사람

구역질, 메스꺼움이 잦은 사람

이유 없는 두근거림과 불안함이 있는 사람

원인 모를 두통과 불면, 신경이 예민한 사람

아침 기상이 힘들고 잘 부으며 소변량이 적은 사람

"만성 기립성 빈혈로 고생하는 30대 여성"

누가 봐도 눈 아래 다크써클이 진한 30대 여성은 평소 잦은 어지러움을 호소하는데요. 평소 물을 즐기지 않음에도 불구하고 주변에서 "물을 많이 마셔라."라고 강조하니 힘들어도 물을 많이 먹고 있습니다. 손이 차가운 편이고 소화불량도 잦은 편입니다. 취침 및 기상 시 어지러운 증상을 호소하고 종종 불안함과 두근 거림이 나타나며 작은 소리에도 잘 놀랍니다.

마치 초식 동물인 사슴처럼 심장의 기능이 작은 사람인데요. 타고난 심장 박동이 약하면 결과적으로 근본 불꽃인 명문화도 약한 경우가 많으므로 수분 정체로 인한 각종 병증이 자주 발생할 수 있답니다. 이렇게 선천적으로 명문화의 불이 약한 사람은 기화 능력 또한 약할 수 있으므로, 평소 이중탕과 영계출감탕 등을 적절히 활용하도록 조언하였는데요. 그 후 잦은 어지러움과 피곤함, 두근거림 등이 확연히 감소했다고 합니다.

"건강 체질이나 만성 어지러움, 두근거림이 있는 60대 여성"

평소 건강 관리가 아주 철저한 여성입니다. 그런데 이상하게도 원인 모를 어지러움과 불면, 두근거림을 호소하는데요. 최근에는 증상이 점점 더 심해져 병원에 검사 예약을 해놓은 상황입니다. 이 여성은 평소 건강 유지를 위해 다양한 노력을 하고 있음에도 불구하고, 왜 원인 모를 어지러움으로 고생할까요?

그 원인은 바로 건강을 위해 꾸준히 해오던 어떤 생활습관에서 기인하였는데요. 그것은 바로 물 마시는 습관이었습니다. 여성은 건강을 위해 하루 3L 이상의 수분을 섭취하고 있었습니다. 하루에 물 2L는 기본으로 마시고, 건강에 좋은 각종 차와 아로니아, 양파, 석류, 양배추즙 등 다양한 즙들을 종류별로 즐겼는데요. 우선은 과도한 수분 섭취를 줄이는 것이 병증 해소의 핵심 요소라고 설명한 후, 영계출감탕과 오령산을 처방했습니다.

이 여성의 어지러움은 신장 등 신체 기관이 약해져서 나타난 것이 아닙니다. 생활의 불균형에서 비롯된 병이므로, 약 복용과 함께 물 섭취 문제를 개선한 후 일주일도 지나지 않아 자신을 항상 괴롭히던 어지러움과 각종 병증이 모두 사라졌다고 합니다.

"배가 더부룩하고 답답해서 밥을 먹지 못하는 80대 여성"

최근 갑자기 속이 불편해지고 답답해져, 점심과 저녁밥은 먹지 못한다고 합니다. 음식을 조금만 먹어도 배가 불러서 아무것도 먹지 못해 어지럽다고 합니다. 이 여성은 오래전부터 복용했던 한약이 문제가 있는 것은 아닌지 궁금해합니다.

이 여성은 최근 주사를 맞은 후 전신 통증이 심해져 진통제를 매일 복용하였습니다. 그래도 통증이 사라지지 않아 밤에 잠을 이루지 못하니, 혈액 순환에 큰 도움이 되는 〈당귀〉라는 약초를 달여 먹기 시작했는데요.

빨리 회복되려는 욕심에 당귀 달인 물을 한 번에 몇 잔씩 벌컥 벌컥 마시기 시작한 것이 바로 속이 불편해진 원인이었습니다.

저는 최근 진통제 남용으로 인해 신장이 일시적으로 약해지며 체액의 여과와 배출이 미흡해진 것이 약 20~30% 원인이 될 수 있고, 당귀 달인 물을 너무 많이 마신 것이 병증을 유발한 70~80%의 원인이라고 설명하였습니다. 그리고 당귀 달인 물을 냉장고에서 꺼낸 후 바로 마시지 말고, 되도록 따뜻한 상태로 천천히 조금씩 마시거나 당분간은 당귀 달인 물의 섭취는 중단해보라고 조언하였는데요. 그 후 속이 더부룩해서 밥을 먹지 못하던 증상이 사라졌다고 합니다.

체액 정체가 자주 발생하는 사람은 대체로 심장이 작고(小心) 명문화가 약한 편이라 성격이 종종 예민해질 수 있습니다. 특히 체액의 정체로 인해 심장이 두근거리거나, 뇌가 불편한 자극을 받으면 성격이 더욱 예민해질 수 있는데요. 이런 사람은 항생제 등에도 민감한 반응을 보일 수 있으므로. 평소 걷기나 온수를 즐기며 체액이 정체되지 않도록 잘 관리해주는 것이 몸을 지켜나 가는 비결이 되겠습니다.

또한, 생약 복용 시에도 그 양을 되도록 적게 시작하는 것이 좋습니다. 이런 사람에게 체액 정체를 해소하는 처방을 과하게 사용하면 잠이 오고 나른할 수 있습니다. 물론 그렇게 치료하면 회복의 속도는 빠르겠지만 치료 과정이 힘들 수 있으므로, 먹는 양은 적게, 그러나 횟수는 자주 해주는 것이 좋습니다.

소나무 뿌리에서 자라는 복령!
체내 정체된 수분을 해소하는 약초인데요.
복령이 수정과의 재료인 계지(桂枝)와 만나면
체액 조절의 효능이 혈관에 작용합니다.

혈관 속 오래된 체액을 해소해주는 것은
건강 유지의 가장 기본적 요소가 되기에
복령과 계지의 조합은 다양한 생약 처방에서
활용되는 대표적인 약초 조합이 됩니다.

불안해서 외출하는 것이 겁나요.

한 20대 여성이 과도한 대인기피증으로 인해 병원 치료를 받고 있습니다. 학창 시절, 같은 반 친구들이 자신을 계속 미워했다고 생각했으며, 직장에서도 인간관계 문제로 인해 이직이 잦았다고 합니다. 심지어 도로나 지하철 등에서 마주치는 낯선 사람들도 자신을 미워해서 노려본다고 생각합니다.

그러나 평소 말도 잘하고 표정이나 외모도 모자람이 없습니다. 누가 봐도 평범한 20대 여성인데요. 그러나 별다른 원인도 없이 타인을 두려워하는 마음이 생기고, 이로 인해 항불안제 및 강한 수면제에 의존한 채 하루하루를 힘겹게 지내고 있습니다. 특히 심한 불안증세와 불면증의 여파로 인해 몇 시간 이상 계속되는 외출은 불가능한 상황인데요.

아무리 봐도 정신이나 육체의 문제는 아니었습니다.

그래서 저는 그 여성에게 이렇게 말했습니다.

"예전에 귀족이나 왕족이었나 봅니다. 그런 신분으로 태어나면 쉽게 건방져져서 주변 사람과 하인들에게 좀 함부로 했을 겁니다. 예전에 무시당했던 사람들이 지금 당신을 본능적으로 미워하는 것이니 너무 걱정하지 마세요. 몸의 문제가 아닙니다. 상황을 한번 지켜봅시다."

필자는 전생 보는 사람도 아니고 최면도 모릅니다.

그냥 그 여성을 바라보니 그렇게 말해주고 싶었습니다.

심각하지 않은 비과학적 상담을 통해, 본인 스스로 힘들게 하는 상황을 편하게 지켜볼 수 있도록 유도하고 싶었는데요. 그런데 여성이 깜짝 놀라면서 이런 말을 했습니다.

"저... 사실 전생을 잘 보는 곳에 갔었는데 거기서도 똑같은 말을 들었어요. 위세를 떨치던 세력가에서 태어나 주변 사람을 많이 무시하고 냉대했다고 하더라고요."

그래서 저는 재차 몸의 문제가 아님을 강조하면서 수면제 복용 횟수와 용량을 줄여보자고 권유했습니다. 아직 어린 여성이 최고 높은 단계의 수면제를 너무 많이 남용하고 있었기 때문이죠.

몇 달 동안 한약을 복용하며 불안 증상이 많이 개선되었지만, 한약이 떨어지면 다시 한약이나 항불안제에 의존하였습니다. 외출 시 양약이 없으면 불안해서 다시 집에 돌아갈 정도였으니, 이 상태로는 해결이 힘들다고 판단되었습니다. 그래서 저는 여성에게 "몸에 아무런 문제가 없으니 한약 역시 필요가 없습니다"라고 말하며 스스로 강해지기를 원했습니다. 그러나 강력한 약의 중독성에서 벗어나는 길은 쉽지 않았습니다.

이 여성의 경우처럼, 남들이 보면 아무것도 아닌 일도 스스로에게는 굉장한 고통으로 느껴지는 경우가 많으며 이는 오래전 경험이나 생각에부터 비롯되는 경우가 많습니다. 그래서 병증의 해소가 쉬운 일만은 아닙니다. 오랜 시간 동안 쌓여서 나타나는 총체적 결과물이기 때문입니다.

그런데 사실 이 모든 것은 그녀 생각이 만들어낸 것입니다. 전생에 했던 행위의 인과응보가 아닙니다. 생각의 결과물입니다. 현재 다른 사람이 자신을 미워한다는 인과응보의 고정 관념은 오랜 시간 이어진 자신의 믿음에서 비롯되었다는 말입니다.

항우울제나 수면제를 먹어야만 자신이 안정된다는 사실 역시 마찬가지입니다. 자신이 믿고 있는 생각의 결과일 뿐입니다.

지금의 고통은 본인이 꼭 감당해야 할 힘겨운 숙제가 아니라는 의미입니다. 모든 관념은 우리 생각에서 결정되는 것이니까요.

한약, 양약, 운동, 식이요법 등 각종 건강 수단과 치료법은 그 사람의 마음에 따라 결정되는 부가적인 수단일 뿐입니다. 병을 부르는 것도, 병을 보내는 것도 마음에서 결정됩니다.

마음의 불균형에서 몸의 불균형과 삶의 불균형이 나타나고 이 불균형은 마음의 조화와 중도를 찾기 위한 재료입니다.

병은 내게 쌓인 생각의 불균형을 없애는 소중한 과정입니다. 그러므로 나에게 나타나는 몸과 마음의 부정적인 증상들을 너무 억제하려고만 노력하지 말고, 조금은 떨어져서 관조하는 시간을 가지는 것이 좋습니다. 그래야 병을 해결할 방법도 자연스럽게 다가올 수 있으며, 성급한 악수(惡手)도 두지 않는답니다.

제 9방

보중익기탕
補中益氣湯

"의왕탕(醫王湯)이라 불렸던
보약의 대명사"

반복되는 과로로

면역력 저하가 염려될 때

다양한 바이러스에 대항하여

내 몸의 면역을 높이고 싶을 때

보약 중의 왕(王)이라 불렸던

보중익기탕을 소개합니다.

들어가는 글

현명한 사람은 병이 외부로 표출되기 전에
몸과 마음의 불균형을 스스로 조율해줍니다.
이미 표출된 후에는 그 노력이 몇 배나 들기 때문이죠.

이처럼 각종 병증이 우리 몸의 외부로 나타나기 전에
우리 몸과 마음의 불균형을 조율해주는 것이
건강을 지키는 가장 쉽고 수월한 방법인데요.

그중 '과로'는 몸의 불균형을 유발하는 핵심 요인이지만
바쁜 현대인들이 평소 과로를 조율하면서 산다는 것이
그리 쉬운 일은 아닐 겁니다.

이처럼 과로가 심하면, 간에서 상승하는 힘이 약해집니다.
특히 간에서 주관하는 비위와 심장 사이의 흐름은
면역력 유지와 매우 밀접한 연관이 있는데요.

비위에서 간, 심폐의 체액 흐름이 약해지면
면역력 유지에 중요한 역할을 하는 흉선, 비장, 폐 기능이
저하되며 바이러스의 공격에 쉽게 취약해질 수 있습니다.

면역력이란 개념을 예전에는 기력이라고도 표현했는데요.
보중익기탕은 예로부터 기력이 허약해진 사람을 도왔던
대표적인 생약 처방이 되겠습니다.

이런 이유로 보중익기탕은 만성 피로나 면역 저하로 인한
감기에 널리 처방되고 있으며 수술 후나, 암 환자들의
면역력 회복에도 유용하게 활용되는 것입니다.

비위에서 심폐로 이어지는
체액 흐름을 살려 면역력을 높인다.

勞役過度 而耗損元氣 大補元氣

노동이 과도하여 원기가 손상되었을 때

원기를 크게 보강하는 효능이 있다.

보중익기탕은 비위에서 간, 심폐로의 '상승 흐름'을 정상화하는 처방입니다. 즉 아래로 쳐졌던 흐름을 상승시켜준다는 개념으로 다가가면 처방을 더욱 쉽게 활용할 수 있는데요. 이때 보중익기탕의 상승 기준점은 바로 간이 됩니다.

"피로는 간 때문이야~"라는 노래처럼 간은 피로와 관련 깊은 장기입니다. 그런데 만성적 피로로 인해 간의 생리 기능이 약화되면 비위에서 생성된 영양분이 간을 통해 심장과 폐로 양호하게 전달되지 못합니다. 그런데 간에서 체액 상승의 힘이 약해지면, 비위와 이자에서 심폐로 순환하는 체액의 흐름 역시 약해집니다. 결과적으로 흉선 등 면역에 관련된 조직도 약해지게 됩니다.

이렇게 면역의 최전선인 폐와 비장, 흉선, 기관지 부근의 체액 흐름이 약해지면 우리 몸은 바이러스나 이물질의 침입에 예민한 반응을 보이게 되는데요. 그 결과 잦은 감기는 물론이고 꽃가루, 먼지, 기온과 압력 변화 등에도 과잉 반응을 보일 수 있습니다. 반복되는 알레르기 증상과 콧물 비염부터 기침, 이명, 어지러움 등 다양한 증상이 동반될 수 있는 것입니다.

또한, 비위의 고유 기능 중 하나가 바로 생성된 영양을 위쪽 심폐(心肺)로 올려주고 음식물 찌꺼기는 아래쪽 대장으로 내려주는 것인데요[19]. 그런데 이런 비위의 상하 운동력은 바로 간의 흐름에서 비롯된답니다. 즉, 만성 과로로 인해 간이 피곤해지면 비위의 상하 운동력이 일시적으로 약해지며 영양의 생성, 전달이 미흡해지게 됩니다. 그럼 심폐에서 전신으로 전달되는 영양 보급 역시 미흡해지므로, 당뇨 환자처럼 사지에 힘이 빠지거나 손이 떨리는 저혈당 증상이 나타날 수 있습니다.

이처럼 간과 비위의 흐름이 원활하지 않으면 인슐린 분비기관인 이자로의 기혈 흐름에도 장애가 발생하며 결과적으로 인슐린 분비와 혈당수치에도 부정적 영향을 미칠 수 있다고 추측됩니다.

---

19) 비위의 운화(運化) 기능 중 일부로 '비주승청강탁'(脾主生淸降濁)이라고 표현했다.

반대로 인체의 여러 흐름 중, 특히 〈비위 → 간장 → 심폐〉의 흐름을 활성화해주면 평소 면역에 관련된 병증을 예방하고 건강을 유지하는 것이 아주 수월해질 수 있답니다.

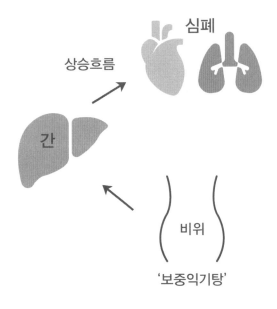

　노인의 기억력 저하와 치매 역시 마찬가지입니다.

보중익기탕은 기혈을 상승시키는 힘의 원동력을 제공해주기에, 위쪽 두뇌로의 기혈 흐름이 미흡해지며 발생한 노인의 기억력 저하나 치매 증상에 유용할 수 있습니다. 또한, 아래로 쳐지는 자궁과 위장의 하수 등도 일정 부분 예방해줄 수 있습니다. 이런 근거로 보중익기탕이 알츠하이머성 치매 개선 및 예방에 효과가 있다는 연구 결과도 발표되었는데요.

한국한의학연구원은 알츠하이머성 치매에 결정적인 영향을 미치는 "베타 아밀로이드" 응집체를 쥐의 뇌에 주입해 치매를 유도한 후, 〈보중익기탕〉으로 실험 결과, 보중익기탕을 투여한 실험군의 공간 인지능력 향상은 물론이고 Y-미로 시험에서도 보중익기탕을 투여하지 않은 집단과 비교해 약 37%까지 향상됐다. 수동 회피 시험의 행동 지연 시간도 향상되며 두 집단이 극명한 차이를 보였다.

－메디컬투데이－

보중익기탕이 치매 개선과 인지력 상승에 유효하다는 사실은 참으로 의미 있는 연구 성과입니다. 그런데 사실 보중익기탕뿐만 아니라 다른 생약 처방 역시나 치매 예방에 유효하다는 결과가 나올 수 있는데요. 예를 들어 우리에게 잘 알려진 십전대보탕이나 경옥고, 공진단, 신기능을 보강하는 육미지황환, 팔미지황환, 항염증 효능이 있는 황련해독탕 등의 생약 처방도 치매 예방에 유효하다는 연구 결과가 나올 수 있답니다.

왜냐하면, 생약 처방은 우리 몸 안에 들어간 후 각자 처방이 지닌 고유한 흐름을 활성화하는 능력이 있기 때문입니다.

'생약은 어떤 질병에 어떤 처방'이라는 절대적 공식이 성립되지 않습니다. 우리가 생약을 효과적으로 활용하기 위해서는 각 생약 처방의 고유한 흐름을 이해하는 것이 무엇보다 중요한 것입니다.

병과 약이란 몸의 흐름을 일체화하는 과정입니다.

흐름을 보지 않고 표면적 증상에만 맞춰 한약을 사용하게 되면 아무리 좋은 처방도 그 고유의 장점을 발휘하기 힘들지만, 한약 처방의 흐름을 이해한 후 활용할 수 있다면, 그 처방이 보유하고 있는 능력을 백 프로 내 것으로 만들 수 있게 됩니다.

원기가 없고 위장 기능 쇠약 및 피로 권태
허약체질, 병후쇠약, 식욕감퇴, 도한(盜汗)

   보중익기탕의 효능을 보면 '도한'이라는 용어가 나오는데요. 도한이란 잠을 잘 때 땀을 과도하게 흘리는 병증을 의미한답니다. 마치 도둑이 소중한 것을 몰래 훔쳐가듯, 당신이 모르는 사이에 귀한 진액을 빼앗기는 상황으로 이해하시면 됩니다.

   도한으로 인해 소모되는 땀은 단순한 노폐물이 아닙니다. 마치 소중한 혈액을 도둑맞는 것과 같습니다. 이렇게 진액이 고갈되면 근육 역시 고갈되며 경직과 경련이 나타날 수 있는데요. 이런 경우에는 보중익기탕에 쌍화탕을 같이 활용하면 좋답니다.

   예전 동대문에서 의류 사업하는 분이 과로로 인해 방문했을 때, 보중익기탕 7g+ 쌍화탕 7g을 드린 기억이 나는데요.

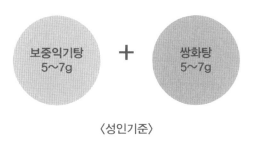

〈성인기준〉

간 기능의 양쪽 흐름을 동시에 보강해주는 처방 조합입니다. 이 남성은 과도한 육체노동으로 인해 평소 땀을 많이 흘렸는데요. 진액이 고갈되면서 다리에 쥐가 나고 요통도 심해졌습니다. 아침에 기상하는 것 역시 힘들었지요.

이때 보중익기탕만 투여하면 회복 속도가 느릴 수 있습니다. 보중익기탕이 몸에 들어가 비위에서 영양 생성을 높인 후, 정과 혈액이 재보충할 때까지는 시간이 좀 걸리겠죠? 그것이 마무리 될 때까지 기다리는 동안 근육 경련과 요통은 끊이지 않고 반복될 것이기 때문입니다. 이런 상황에서는 재충전된 혈액을 간에서 근육으로 직접 전송해주는 쌍화탕을 같이 활용하여, 지친 근육을 빠르게 자양해주는 것이 좋습니다.

우리 몸의 최전선인 폐의 면역력을 돕고 싶다면 보중익기탕의 효능을 높여줄 수 있는 **<생맥산>**이란 처방을 같이 활용해보시기 바랍니다. 생맥산은 이름 그대로 맥을 되살려주는 생약으로 특히 심폐 기능이 약해졌을 때 유용하게 활용되며 인삼, 맥문동, 오미자 등 무난한 약초로 구성되어 있습니다. 모두 식품으로 사용되는 약초들이므로, 가정에서도 쉽게 달여 먹을 수 있답니다.

과로로 기력이 떨어진 남편

면역력 약화로 감기가 반복되는 자녀

외부 자극에 민감하고 알레르기가 잦은 사람

노화로 힘이 없고 기억력이 떨어지는 부모님께

"매달 감기로 고생하던 8살 남자아이"

선천적으로 소화력이 약한 8세 남자아이는 평소 체력이 쉽게 떨어지고 신경질도 잦은 편입니다. 이 아이는 감기 및 비염으로 매달 2~3회 이상 병원을 방문하고 있는데요. 이렇게 간에서의 상승 흐름이 약해지면 바이러스의 침입에 예민해지게 된답니다. 그 결과, 발열과 염증의 출현도 빈번해질 수 있겠죠?

이런 자녀의 감기 횟수를 줄이기 위해서는 폐, 기관지의 기혈 흐름을 원활히 유지하는 것이 중요한데요. 이에 자주 활용되는 약초가 바로 '인삼'과 '황기'이며, 인삼, 황기가 주인공인 생약 처방이 바로 보중익기탕입니다.

아이 부모님께 보중익기탕의 효능을 알려드렸고, 이에 아버지는 생약을 구한 후 아들에게 꾸준히 먹이기 시작했습니다. 그리고 일 년 후, 아이 아버지를 만났을 때 아들이 건강히 잘 지내는지 물어봤는데요. 아들이 보중익기탕을 복용한 후부터 입맛이 좋아졌으며, 감기에 걸렸던 적이 언제였는지 모르겠다며 아주 기뻐하셨습니다.

"과로 후 이명으로 고생하는 50대 여성"

한 50대 여성은 해외여행을 다녀온 후 이명이 발생했습니다. '삐이~'하는 매미 소리가 아니라 '웅~'하는 바람 소리가 들린다고 말합니다. 오래된 이명은 치료가 힘들지만, 초기 이명은 회복이 되는 경우도 종종 있는데요.

과로와 수면 부족으로 인해 간에서 심폐로의 흐름이 약해지면 귀와 뇌의 압력을 변화시킬 수 있습니다. 이렇게 내이(內耳)압력과 외부 압력의 차이가 심해지면 이명이나 귀 먹먹함, 두통 등의 원인이 될 수 있는데요. 이 여성은 만성 과로로 인한 간의 상승 기능 저하가 이명증의 주된 원인이므로, 기허 증상을 해소해주는 보중익기탕을 약 1개월 투약하였습니다. 1년 후 이 여성을 다시 만났을 때 물어보니 이명은 1년 전 그때 사라졌다고 말했습니다.

보중익기탕 활용 TIP

 보중익기탕은 임상에서 널리 활용되는 처방 중 하나인데요. 체질상 인삼이 맞지 않은 사람도 과로로 인해 기허(氣虛) 증상이 발생했다면 보중익기탕을 활용해볼 수 있답니다.

 저 역시 인삼을 단독으로 복용하면 두통 및 어깨, 척추 통증, 안구통 등으로 고생을 하지만, 보중익기탕은 매일 복용해도 그런 부작용이 없습니다. 물론 보중익기탕은 소음인 유형의 사람에게 더욱 효과적인 약이므로, 평상시 체력이 약하고 하체보다 상체가 빈약한 여성, 그리고 활동량이 많아 피곤한 어린이에게 참 좋은 처방이 될 수 있답니다.

 약의 설명서에는 고혈압 환자는 복용 주의라고 적혀있습니다만, 만성 과로로 인한 일시적인 고혈압에는 보중익기탕이 활용되는 경우도 많으니 참고하시기 바랍니다.

간의 고유한 흐름을 되살리면
각종 병증은 점차 사라지게 됩니다.

특히 과로로 인한 내과적인 병증에는
보중익기탕 등을 활용해, 처진 기혈의 흐름을
회복시키는 것이 무엇보다 중요하답니다.

"지금까지 먹어본 보약 중 최고입니다."

오래전에 어떤 책을 봤는데, 기운을 끌어올리는 보중익기탕과 신장의 음(陰)을 보하는 육미지황탕이란 처방은 서로 방향성이 달라 같이 쓰면 곤란하다는 내용이 있었습니다.

물론 이론상으로 보면 보중익기탕은 간에서 심폐로 올려주는 처방이고 육미지황탕은 밑으로 향하는 약이므로 같이 사용할 수 없다고 판단할 수 있습니다. 그래서 한약 공부를 시작하는 분이 처음부터 이런 말에 얽매이면 보중익기탕과 육미지황탕을 함께 활용하지 못하고 평생 딜레마에 빠질 수도 있는데요. 과연 이 두 처방을 같이 활용하면 효과가 떨어질까요?

산 타는 것이 취미인 40대 중반 남성이 만성 피로를 호소하였습니다. '육체적 과로와 정혈 부족'이 만성 피로의 범인이므로 보중익기탕과 육미지황탕을 함께 복용하도록 지도하였습니다. 그리고 몇 달 뒤 그 남성이 말하길,

"지금까지 먹어본 한약 중에 최고로 좋았습니다."

사실 최고의 보약이란 없습니다. 단지 두 생약 처방이 과로가 심하던 남성의 몸에 적절한 도움이 되었을 뿐입니다.

이처럼 보중익기탕은 다른 생약 처방과 조합이 잘 되는 처방인데요. 앞서 배운 쌍화탕, 소시호탕, 이중탕부터 소청룡탕 등과 조합되면 몸의 흐름을 더욱 효율적으로 활성화할 수 있답니다.

1. 〈보중익기탕 + 쌍화탕〉

앞서 설명했듯 과로로 인해 무너진 간의 생리적 흐름을 양방향으로 되살려주는 처방 조합인데요. 보중익기탕은 간에서 심폐로 상승하는 힘을, 쌍화탕은 간에서 근육으로 전달하는 힘을 제공해줍니다.

육체 과로로 인해 약해진 간의 흐름을 되살려주기에 농사일로 간이 피곤해진 어르신이나 택배 기사, 건설업에 종사하는 분 등, 평소 육체노동이 심한 사람들에게 아주 좋은 처방 조합이 될 수 있습니다.

2. 〈보중익기탕 + 소시호탕〉

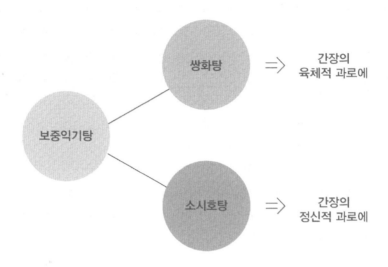

스트레스로 인해 간의 고유한 흐름에 문제가 생기면 위염부터 편도염, 중이염 등 각종 염증이 나타날 수 있는데요. 이런 경우 과로까지 겹쳐있다면, 소시호탕과 보중익기탕을 적절히 활용할 수 있습니다.

즉 쌍화탕과 보중익기탕 조합이 육체적 과로로 인한 간의 흐름 장애를 해소해준다면, 보중익기탕과 소시호탕은 스트레스로 인한 간의 흐름 실조를 조율해줄 수 있는 처방입니다.

3. 〈보중익기탕 + 이중탕〉

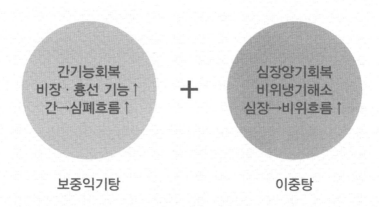

보중익기탕   이중탕

타고난 소화 기능이 약한 사람, 평소 저혈당 증상이 빈번하고 쉽게 피곤해지는 사람에게 도움을 줄 수 있는 처방 조합입니다. 특히 찬 음식에 취약한 어린이나 비위 기능이 약한 소음인 계통의 여성에게 큰 도움을 줄 수 있습니다.

〈보중익기탕 + 소청룡탕〉
알레르기성 비염에 활용하는 처방 조합입니다.
소청룡탕은 마지막 10번째 처방에서 소개해드리겠습니다.

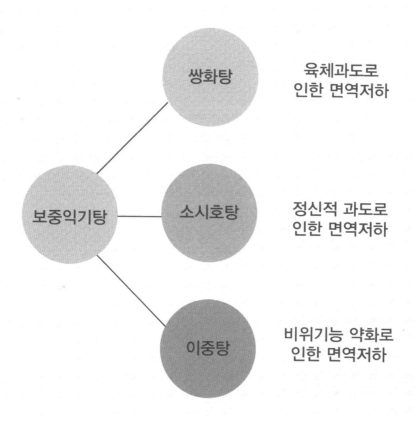

육체과도로
인한 면역저하

정신적 과도로
인한 면역저하

비위기능 약화로
인한 면역저하

제 10방

소 청 룡 탕
小靑龍湯

"묽은 가래 기침, 비염 증상에
활용되는 대표적 생약 처방"

사실 소청룡탕 단독 처방만으로는
비염, 알레르기 증상을 해소하기 힘듭니다.

그러나 우리가 지금까지 배웠던 처방들로
소청룡탕에 힘을 실어 줄 수 있다면
비염이나 알레르기 증상으로 인한 고통을
최소화할 수 있을 겁니다.

들어가는 글

살다 보면 누구나 콧물이 흐를 수 있습니다

콧물, 코막힘, 재채기 등은 자연스러운 몸의 반응이며

꼭 항생제를 복용해야 하는 심각한 병증도 아닙니다.

그러나 평소 비염을 예방하는 것이 무엇보다 중요한 이유는

비염이 어린이 약물 남용을 유발하는 대표적인 병증이기

때문입니다.

몸의 근본 불꽃인 명문화가 꺼지면

체액이 수증기로 변화되지 못하기에

모공과 호흡으로 배출되어야 할 물이 코를 통해

액체 상태 그대로 흘러나오게 됩니다.

그런데 콧속에는 빈 공간이 많이 있습니다.

그곳에 오랜 시간 물이 고이면 당연히 염증이 생기고

각종 세균이나 바이러스 역시 창궐하게 될 것입니다.

이런 비염 증상을 최소화하기 위해서는 명문화의 불꽃을

살려, 면역력을 높이고 체액의 정체를 최소화해야 합니다.

그런데 비염이 잦은 아이들을 보면 평소 냉수를 즐기며

소중한 명문화의 불꽃을 꺼뜨리는 경우가 빈번합니다.

통상 냉수만 줄여도 아이들의 비염은 크게 줄어듭니다.

그러나 명문화가 잘 꺼지는 어린이는 온수뿐만 아니라

다른 수단도 더해져야 인생이 편안해질 수 있는데요.

지금부터 제 아들이 지금까지 건강하게 성장하도록 도와준

생약 처방들을 소개하겠습니다.

묽은 가래를 동반한 기침과
맑은 콧물이 흐르는 것을 해소한다.

傷寒表不解 發熱 心下有水氣 咳喘 或渴 或小便不利

냉기로 인한 감기 증상이 아직 해소되지 않고 열이 있을 때

심폐 밑 횡격막에 물이 정체되어 기침을 하거나 숨이 찰 때

혹 갈증과 대소변의 문제가 나타났을 때 사용한다.

소청룡탕은 비염과 알레르기 증상에 널리 활용되고 있는 생약 처방인데요. 소청룡탕에 관한 다양한 연구를 보면 항알레르기와 항염증에 대한 효과를 확인할 수 있습니다.[20]

그런데 사실 소청룡탕을 비염 환자에게 사용해보면 확연하게 만족할만한 효과가 나타나지 않습니다. 연구 결과를 보면 소청룡탕 4주 복용기준 40~60% 정도의 비염 감소 효과를 확인할 수 있는데요. 대략 복용 초기 1주일 동안 약 20% 전후의 비염 완화 효과를 나타낸다고 유추할 수 있습니다.

---

20) 난 알부민 유도 알레르기 비염 마우스를 이용한 소청룡탕의 효능 연구 – 경희대 기초 한의학과 & 알레르기 비염에 대한 소청룡탕의 효과 평가 연구 – 우석대 한의대 등.

그런데 비염으로 고생하는 사람이 값비싼 한약을 먹었는데도 불구하고 그 증상이 50~80% 이상 남아있다면, 아마 대부분은 크게 실망할 수 있겠죠?

물론 소청룡탕이란 생약을 스스로 구해 먹은 사람이라면 통상 긍정적인 반응을 나타냅니다. 직접 구하면 가격이 저렴한 것도 있고, 또 항생제를 복용하던 때와 달리 신체에 큰 부담을 주지 않으면서 비염도 적당히 해소되기 때문입니다.

이처럼 소청룡탕이 비염, 알레르기 증상 해소에 적절한 도움을 주지만 비염의 전반적인 원인을 해소하기에는 어느 정도 한계가 있는데요. 소청룡탕이 비염의 대표 처방임에도 불구하고 이렇게 치료율이 저조한 이유는 과연 무엇일까요?

소청룡탕의 조문을 보면 '심하유수기'(心下有水氣)라는 단어가 있습니다. 단어 그대로 풀이해보면, "심장 아래 부근에 체액의 정체가 발생하였다."라는 의미입니다. '심하유수기'가 의미하는 신체 부위가 어떤 이는 명치 부근이라고 설명하고 어떤 전문가는 심폐 아래라고 설명합니다만, 사실 모두 다 일리 있는 말입니다.
심하유수기는 심, 폐 아래 횡격막 림프관에서 정맥으로 흐르는 체액 흐름의 정체로 나타난 부종을 의미한다고 보이며, 이곳의 흐름은 복부에서 심장으로의 흐름과 관련이 깊기 때문입니다.

즉 소청룡탕은 심폐 아래 부근의 체액 흐름이 정체되며 발생한 비염과 숨참, 천식 증상에 아주 유효한 처방입니다. 그런데 비염이나 알레르기 증상이 단순히 횡격막 부근의 체액 정체만으로 발생하는 경우는 드뭅니다. 특히 현대 사회 비염의 원인은 아주 복잡하게 얽혀 있습니다.

현대 사회의 비염과 알레르기 환자의 급증은 찬 기운과 체액의 정체뿐만 아니라 '약물 오남용'과 더불어 '부적절한 식습관'에서 비롯되기 때문에, 소청룡탕 단독으로는 만성적 비염을 해소하기 힘든 것입니다.

1. 약물 오남용

최근 들어 비염과 알레르기 환자가 급격하게 늘어나는 상황은 환경 오염 및 각종 화학 물질 증가도 큰 몫을 차지하지만, 어릴 적부터 항생제나 해열제를 남용한 것도 큰 원인이라 생각합니다.

성장 과정에서의 종종 콧물이 흐르는 것은 인체의 자연스러운 현상이지만 그럴 때마다 항생제를 남용한 결과, 자녀의 소중한 미생물들이 급격히 사멸하게 된 것입니다.

미생물들은 저마다 상호 대응하는 외부 물질이 있습니다.
그런데 항생제 남용으로 인해 미생물들의 종류가 급감해버리면,
몸은 외부 물질 침입에 대응할 소중한 아군을 상실하게 됩니다.
그 결과, 평범한 진드기나 먼지, 음식에도 민감하게 반응합니다.
콧물이 흐르고 눈도 충혈됩니다. 해당 이물질의 침입을 처리해줄
수 있는 하나뿐인 내 몸의 열쇠가 사라져버렸기 때문입니다.

이처럼 항생제로 인해 체내 미생물이 급격히 감소한 상태에서
신종 화학 물질들의 침입은 계속해서 늘어나니, 몸은 이물질의
유입에 더욱 예민해지고 결국, 알레르기 증상이 만성화됩니다.

이물질에 대항할 수 있는 맞춤 열쇠가 사라진 것이죠.
그 결과, 당신 몸은 이물질에 과민 반응을 일으키게 됩니다.
면역 세포들이 총동원되어 이물질과 전투를 치르기 때문입니다.
그렇게 당신 몸의 면역 체계는 커다란 혼란에 빠지게 됩니다.
염증의 출현이 빈번해지고 알레르기 증상도 반복적으로 발생할
수 있습니다. 현대 의학은 이런 증상을 두고 통상 '면역 이상'
'면역 과잉'이라고 부르며 비정상적인 상황으로 판단하는데요.
사실 이는 비정상적인 상황도 아니고 또 면역 억제제를 남용할
상황도 아닙니다. 우리 몸은 현재 자신의 취약점을 최대한 극복
하기 위해 아주 열심히 노력하는 중이니까요.

2. 부적절한 식생활

냉장 시설 발달로 인해 수시로 찬 음식을 즐기는 식생활 역시 비염 환자 증가의 중요한 원인이 되고 있는데요. 특히 공복에 찬 음식이 유입되면 세포에서 열에너지의 생성이 약해지며 물을 수증기로 변화시키는 기화의 힘 역시 약해지게 됩니다. 이렇게 냉기가 뱃속을 차갑게 만들면, 기온 차가 큰 **환절기**나 온도가 가장 낮은 **오전 시간**에 콧물과 알레르기 증상이 더욱 심해질 수 있는 것입니다.

그런데 현대 사회에서 냉기보다 비염에 더욱더 치명적인 요인이 바로 **신장을 피곤하게 만드는 음식**입니다. 특히 백설탕, 나트륨, 혈액을 산성화하는 음식이 인체에 과도하게 유입되면, 칼슘 등의 미네랄이 고갈되며 신장을 굉장히 지치게 만듭니다. 이렇게 신장 기능이 일시적으로 쇠약해지면 우리 몸의 항상성을 유지해주는 부신 기능 역시 일시적으로 약해지게 되는데요.

부신피질에서 분비되는 스테로이드 호르몬은 면역력을 유지해주는 대표적 호르몬으로, '항염증 작용' 및 인체 항상성 유지의 핵심 물질이 됩니다. 그런데 나쁜 음식 섭취로 인해 부신 호르몬 분비와 항상성 유지가 무너지면 결국, 비염과 같은 각종 염증과 알레르기 증상이 빈번해지게 됩니다.

이런 이유로 현대 사회 비염과 알레르기를 정복하기 위해서는 소청룡탕을 기본으로, 상황에 맞는 생약 처방을 결합해줘야 한답니다.

만약 찬 음식으로 인해 뱃속이 차가워졌을 때는 뱃속 냉기를 제거하는 생약 처방이 소청룡탕에 더해져야 할 것입니다.

만약 환절기처럼 계절성 알레르기로 인한 비염이 나타났다면 외부 이물질에 대응해주는 생약 처방이 더해져야 하겠죠?

탁한 음식으로 인해 염증 수치가 높아졌거나 부신이 피곤해졌다면 부신을 보완해줄 수 있는 처방이 함께 들어가야 합니다. 그래야만 비염과 알레르기 증상을 극복할 수 있습니다.

기관지염, 기관지천식,
콧물, 비염, 묽은 담을 수반한 기침

알레르기성 비염 <소청룡탕 + 보중익기탕>

소청룡탕의 설명서를 보면 기관지를 통해 묽은 담이 역류하는 증상을 해소하는 효능이 있는데요. 기화되지 않은 묽은 체액이 횡격막 부근에서 기관지로 역상하는 상황을 해소하는 것입니다. 이렇게 흉곽의 체액이 정체되면 면역력에도 문제가 생기는데요. 면역이 저하된 상태에서 외부 이물질이 침입하니, 콧물과 눈물의 분비가 심해질 수도 있답니다. 내실이 없는 상태에서 외부 적이 쳐들어오니, 아주 요란하게 반응하는 상황입니다. 이런 경우에는 외부 물질에 대항 할 수 있는 근원적 힘을 소청룡탕에 더해줘야 합니다. 그래야 가벼운 요란함이 사라지고 묵직하게 변합니다.

인삼이 면역에 핵심인 흉선이나 골수 세포 증식에 유효한 것은 널리 알려진 사실이죠? 그런데 '보중익기탕'[21]은 인삼의 효능을 더욱 높여주는 처방으로, 환절기나 먼지와 꽃가루, 과로 등으로 인한 비염에는 소청룡탕과 보중익기탕을 병용할 수 있습니다.

---

21) 〈보중익기탕이 알레르기 반응에 미치는 영향에 대한 실험적 연구〉 등 다수의 논문에서 보중익기탕의 항알레르기 효능을 증명하였다.

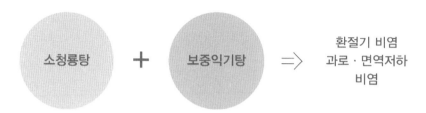

소청룡탕 **+** 보중익기탕 $\Rightarrow$ 환절기 비염
과로 · 면역저하
비염

뱃속 냉기로 인한 비염 <소청룡탕 + 이중탕>

제가 아들의 비염에 자주 활용했던 처방 중 하나입니다.
공복 냉수, 아이스크림, 탄산음료 섭취로 인해 뱃속에 직통한
냉기는, 비위와 폐의 기화 능력을 약화하여 비염 증상을 유발하
는 주요 원인이 된답니다. 이런 경우 뱃속 냉기를 해소하고 기화
능력을 회복시키는 대표 처방이 바로 '이중탕'이었죠? 즉, 소청
룡탕에 이중탕이 더해지면 그 효능이 더욱 높아진답니다.

예를 들어 아이가 찬 음식을 먹고 콧물이 흐르기 시작했다면,
비위에 들어온 차가운 액체를 제거하지 않고는 비염이 잘 해소
되지 않습니다. 소청룡탕이나 비염에 널리 사용되는 생약 처방인
'갈근탕가천궁신이' 같은 처방을 활용해도 효과가 미흡합니다.

하지만 이럴 때, 비위에 고인 차가운 수독(水毒)을 해소해주는 '이중탕'이란 처방과 소청룡탕을 같이 활용하면 비염이 서서히 줄어들게 됩니다.

냉수나 아이스크림 과다 섭취로 인해 유발된 비위의 차가운 '수독'(水毒)은 소청룡탕만으로는 해결이 쉽지 않습니다. 그러나 소청룡탕과 이중탕 조합은, 찬 음식으로 인한 비염 증상을 효과적으로 해소할 수 있으며 평소 이 처방 조합만 적절히 활용해도 자녀들의 비염을 효과적으로 줄일 수 있답니다.

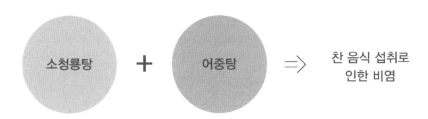

체액 정체가 심한 비염 <소청룡탕 + 이중탕 + 오령산>

참고로 맑은 콧물이 심하게 흐른다면 정체된 체액의 기화 작용과 배출 기능을 높여줄 필요가 있겠죠? 이런 이유로 인해 실제 비염 치료 과정에서 수분의 편재를 해소하는 오령산을 소청룡탕과 함께 사용하는 전문가들도 많으니 참고하시기 바랍니다.

신기능 저하로 인한 만성 비염 <소청룡탕 + 팔미지황환>

탁한 음식 섭취만으로도 비염이 빈번해질 수 있는데요. 과로도 없었고, 찬 기운이 몸에 들어오지 않았더라도 심한 비염이 발생할 수 있답니다.

나쁜 음식이 몸에 들어오면 오히려 소중한 미네랄을 고갈시켜 면역력을 약화합니다. 또한, 당 독소 등이 과도하게 유입되면 신장과 부신 기능에 큰 부담을 줍니다. 즉, 혈액을 탁하게 만드는 음식 섭취만으로 심한 알레르기나 비염 증상이 발생할 수 있는 것입니다.

그것과 더불어 장으로 유입된 음식 독소는 전신으로 퍼져나가 염증을 유발하게 되는데요. 이 음식 독소는 코뿐만 아니라 귀나 편도, 폐, 신장으로 가서 염증 증상을 유발하게 됩니다.

컵라면과 탄산음료 등, 부신 기능에 부담이 될 수 있는 음식을 자주 섭취하는 청소년들 역시 만성 비염으로 고생하는 사람이 많습니다. 여기에 과도한 자위행위까지 겹치면, 신기능 고갈이 심해지며 알레르기 증상이 빈번해지는 경우가 아주 많답니다.

이런 경우에는 '육미지황탕'이나 '팔미지황탕'과 같은 처방으로 신기능을 꾸준히 보강해주면 만성 비염을 최소화할 수 있습니다. 상황에 따라 찬 음식 섭취로 인해 뱃속에 냉기까지 들어갔다면 이중탕을 같이 활용해줘도 좋습니다.

<소청룡탕 + 팔미지황탕 + 이중탕>

위 생약조합은 제가 아들의 비염 해소를 위해 평소 자주 활용한 처방이며 많은 어린이를 비염의 늪에서 벗어나게 해준 처방 조합 중 하나입니다.

심장 양기와 부신 기능이 약해 명문화가 쉽게 꺼지는 어린이는 대체로 비염 증상이 빈번하게 나타나는데요. 이런 어린이가 만약 찬 음식이나 신장에 부담을 주는 음식들을 즐기면, 알레르기와 비염이 만성화되는 경우가 많답니다. 그런 아이에게 위 생약 처방들을 꾸준하게 활용한다면 비염 증상을 최소화할 수 있답니다.

비염 증상이 잦은 사람은 수증기로 기화되지 않은 물이 코에 정체되는 경우가 많습니다. 이렇게 콧속에 고인 물이 오랜 시간 정체되면 물이 점차 썩으며 누렇게 변하는데요. 이렇게 콧속에 물이 썩으며 염증이 발생한 경우를 축농증이라 부릅니다.

축농증에는 소청룡탕에 '형개연교탕' 및 '갈근탕가천궁신이'라는 처방을 활용해주면 적절한 도움을 받을 수 있을 겁니다. 하지만 체액이 변질하여 축농증으로 발전한 상황에서는, 이러한 처방도 일정한 한계가 있답니다. 콧속에 체액이 고여 썩기 전에 앞선 처방들을 활용하여 체액 흐름을 정상화하는 것이 가장 현명하고 쉬운 방법입니다.

참고로 저는 '형개연교탕'이나 '갈근탕가천궁신이'처럼 비염이나 축농증에 빈번하게 사용되는 처방들을 자주 활용하지 않았는데요. 왜냐하면, 이중탕이나 보중익기탕, 팔미지황탕과 같이 몸의 흐름을 살려주고 근본을 보강해줄 수 있는 생약 처방을 평상시 꾸준히 활용해주면, 각종 병증 발생이 자연스럽게 사라지기 때문입니다. 그 결과, 위와 같은 처방을 사용할 일도 드물어지는 것입니다.

근본을 보강해주면 잔병이 없지만, 각종 증상에 따라 표면적인 약을 쓰면, 상황만 점점 더 복잡해진다는 것을 명심해야 합니다. 병은 나타나기 전에 예방하는 것이 건강을 지키는 가장 현명한 방법입니다.

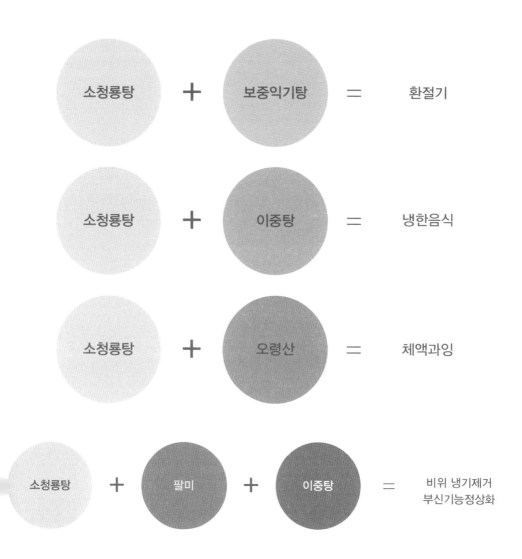

> 비염으로 항생제 복용이 잦은 어린이
>
> 찬 기운으로 기관지가 쉽게 약해지는 사람

"우리 아이는 콧물이 나는 순간 소청룡탕을 먹여요."

비염과 알레르기가 잦았던 5세 여아의 부모님은 저를 만나기 전부터 소청룡탕을 알고 있었으며, 평상시 꾸준히 활용해왔다고 하는데요.

자녀에게 소청룡탕을 먹여본 결과 항생제를 복용할 때와 달리, 아이가 힘들어하는 것이 없었으며 효과도 양호했다고 말합니다. 그래서 아이가 콧물이 날 때면 소청룡탕을 먹인다고 하는데요. 아이 부모님에게 이중탕을 알려준 후부터 소청룡탕과 이중탕을 함께 활용하니, 비염과 감기의 발생 횟수가 더욱 줄어들었다고 하였습니다.

"비염으로 고생한 8세 남자 학생, 반신욕 + 이중탕"

잦은 비염과 알레르기 증상으로 고생하던 8세 남자 어린이는 소청룡탕 및 이중탕을 활용하였는데요. 더불어 밤마다 반신욕을 즐기면서 비염 증상이 눈에 띄게 줄었다고 합니다. 성격 역시 긍정적이고 활달하게 변했다고 하는데요.

생약 처방과 반신욕의 공통점은 바로 우리 몸의 냉기를 해소해 준다는 것입니다. 평소 반신욕을 활용하며 '온열요법'을 해준다면 명문화의 불꽃이 강화되어 기화 능력 역시 양호하게 유지됩니다. 그 결과, 소청룡탕이나 이중탕의 효능도 더욱 높아진 것이라 추측 됩니다. 또한, 반신욕은 비염이나 면역력뿐만 아니라 자녀의 정서적인 부분에도 긍정적인 변화를 유도할 수 있답니다.

✎ 소청룡탕 활용 TIP

　소청룡탕에는 마황이란 약초가 함유되어 있는데요. 마황은 교감신경을 항진하기 때문에 소청룡탕을 너무 밤늦게 먹으면 잠이 빨리 들지 않는 경우가 있답니다. 그러므로 저녁 늦게는 되도록 복용하지 않는 것이 좋습니다. 그리고 선천적으로 심장이 작고 예민한 사람은 소청룡탕 용량을 조금 줄여 복용하는 것이 좋을 수 있습니다. 심장이나 체격에 비해 소청룡탕을 너무 많이 복용하게 되면 몸이 나른해질 수 있으니까요.

　현재 소청룡탕은 많은 제약회사에서 생산하고 있습니다. 과립제뿐만 아니라 탕약 파우치로도 구할 수 있기에 소량으로도 구할 수 있습니다.

명문화와 면역력이 약한 상태에서는
누구나 콧속 점막이 붓고 코가 막힙니다.
그러나 점차 명문화와 면역력이 회복되면
자연히 코도 뚫리고 염증도 해소됩니다.

최근 비염이 있는 어린이에게
수술을 권장하는 책을 봤는데요.

칼로 우리 몸의 일부를 제거하는 방법은
가장 마지막에 사용할 수 있는 수단입니다.

선순환되는 세상을 꿈꾸며

최근 저출산과 젊은 인구의 감소로 인한 젊은 세대의 사회적 부담이 큰 문제로 대두되고 있습니다. 그중 의료비용의 급격한 증가는 사회적으로도 굉장한 부담이 되는데요. 아마 제 자녀가 중년층이 될 때쯤이면 대략 월급의 60%가 의료보험 및 연금보험으로 빠져나간다고 합니다. 정말 큰 부담이 아닐 수 없는데요.

그런데 저는 이러한 의료비 증가의 핵심 원인이 '약물 남용'에 있다고 생각합니다.

만성병으로 인해 평생토록 먹어야 하는 약들도 큰 문제지만, 우선 그것들은 예외로 치더라도, 각종 병마다 굳이 먹지 않아도 되는 항생제나 소염제 등의 남용 역시 매우 심각한 상황입니다. 그 결과, 우리 몸의 재생력과 체액의 순환은 점점 더 미흡해지고 소중한 미생물과 면역 세포도 점점 사멸되고 있습니다.

어린 시절부터 시작된 항생제의 과도한 사용,

나이 들면서 시작되는 소염진통제의 남용 등,

약이 약을 부르는 상황이 굉장히 심각해지고 있습니다.

약물 남용이 오히려 약과 병증을 늘리고 있는 것입니다.

그런데 약물 남용이 토양과 식수를 오염시키고, 더 나가 슈퍼 바이러스를 탄생시키는 원인이 될 수도 있는데요.

가축의 각종 전염병 감염을 예방하고, 잘 키우기 위해 약물을 투여했지만 결국, 수십만 마리의 가축을 생매장하는 일은 계속 반복되고 있습니다. 그 결과, 동물 사체에서 흘러나온 약 독소는 다시 토지와 식수, 먹거리를 오염시킵니다. 그리고 점차 거기에 적응된 강력한 바이러스는 인류와 가축들을 공격하며 더욱 큰 악순환을 초래하게 됩니다.

이처럼 몸의 흐름을 억제하는 수단은 결국, 더욱더 강한 바이러스를 양성하는 지름길이 될 뿐입니다. 강한 항생제에 내성을 지닌 슈퍼 바이러스의 출현은 주기적으로 반복될 것이며, 거기에 지구 온난화와 같은 기후변화와 겹치게 되면, 인류의 생사까지 위태로워질 수 있을 겁니다.

스테로이드제 남용으로 인해 면역력이 급감한 인도 사람들은 눈알과 뇌 등에 '검은 곰팡이'가 퍼지며 안구 및 턱뼈를 파내고, 심지어 생명을 잃은 사람도 아주 많은데요. 몸이 평소와 같았다면 검은 곰팡이 정도는 무난하게 처리할 수 있었을 겁니다. 그러나 스테로이드 과다 투여로 인해 바닥까지 내려간 면역력으로는 평범한 곰팡이조차 이겨내지 못합니다.

안타까운 일이지만, 전염병을 치료하다 발생한 일이므로 그럴 수도 있다고 생각합니다. 그러나 만약 독감에 걸린 사람이 스테로이드를 남용한 후 저런 끔찍한 일을 겪게 되었다면, 우리는 이를 어찌 받아들였을까요? 평소 감기에 걸렸을 때처럼 내 몸의 면역력을 믿어볼 기회조차 없는 이 현실이 안타깝기만 합니다. 그러나 이런 현실에 어떤 의문도 제기할 수 없습니다. 바이러스가 음성으로 나올 때까지 스테로이드나 항생제를 계속 투여하는 것은 현재 시스템상 가장 권장하는 치료법이기 때문입니다.

그러나 약이 병을 만들고, 병은 또 약을 부르고 있습니다.
이는 경제적 차이나 성별 구별 없이 모두에게 적용됩니다.
의사나 약사 역시, 약물의 악순환에서 벗어날 수 없습니다.
항생제와 백신 등으로 중무장했지만 결국에는 전염병으로 인해 생매장당하는 수많은 닭과 소, 돼지! 이런 어이없는 상황이 훗날 우리에게 나타나지 않는다고, 과연 누가 장담할 수 있을까요?
우리 몸은 인과관계가 명확합니다.
내과 질환에 대증요법은 오히려 병을 키우는 경우가 많습니다.
대증치료 약물은 상황에 따라 아주 일시적으로 활용할 수 있는 수단에 속합니다. 체액이 오염된 상태에서는 아무리 강한 약도, 아무리 좋은 시술들도 병증을 완벽히 없앨 수 없기 때문입니다.

예를 들어 심장 스텐트 시술을 해도 체액이 오염된 상태에서는 곧 얼마 뒤 심장 혈관이 좁아질 수 있습니다. 이를 두고 스텐트 시술도 아무 소용이 없다고 말하는 사람이 있는데요. 그건 몸을 잘못 이해한 것입니다. 스텐트 시술은 나름 그 역할을 완벽하게 해낸 것입니다. 그 후에는 체액을 맑게 유지하기 위해 노력해야 하겠죠? 그런 노력도 없이 어떻게 심장 혈관이 계속 양호하게 유지될 수 있을까요? 체액의 오염이 심장병 발생의 근본 원인이고, 그런 시술은 위급 상황을 넘기게 해준 좋은 수단이었습니다. 그 후, 해나가야 할 것들은 스스로 노력해나가야 합니다. 시술 한 번에 심장의 혈관이 건강히 유지되길 바라는 것은, 꿈에 불과합니다.

몸속 체액의 흐름을 차단하고 억제하지 않으며,
몸의 체액을 맑게 만들고 면역력을 살려주는 의료 수단.
자연의 기운을 통해 생명의 흐름을 되살려주는 의료 체계.

이런 개념이 정착될 때만이 반복되는 이 악순환을 선순환으로 돌릴 수 있을 것이며, 그런 시스템이 정착되기 전까지는 최대한 체액을 맑게 유지하고 잘 순환시키기 위해 노력해야 합니다.

이런 이유로 저는 평소 항생제나 소염진통제를 남용할 수 있는 상황에서 유용하게 활용할 수 있는 10가지 생약 처방을 소개하고 싶었습니다. 평소 이 책에 소개된 10종의 처방만 적절히 활용해줘도 약물의 남용을 크게 줄일 수 있다고 확신하기 때문입니다.

  참고로, 보험 적용이 되는 한약이면 한의원에서 쉽게 구할 수 있을 거라고 믿었지만 현실은 조금 달랐습니다. 전문 분야가 있기에 과립을 취급하는 곳은 생각보다 적었습니다. 병원 처방 약 조제로 인해 항상 바쁜 약국 역시 긴 시간 상담이 필요한 한약 처방을 취급하는 것이 그리 쉬운 일은 아닙니다. 그래서 저는 약물 남용의 악순환을 막을 수 있는 처방 중 주변의 약국과 한의원에서 그나마 구하기 쉬운 생약 처방을 소개하였습니다. 또 그중에 가격이 저렴한 처방을 재차 선별하였는데요. 여기에 소개된 처방들은 실제 임상 및 연구를 통해 오래 시간 검증된 생약 처방들이므로, 비록 숙련된 전문가가 아니더라도 일상에서 충분히 활용해 보실 수 있으실 겁니다.

  이 책에 소개된 열 가지 생약 처방이
  당신의 건강한 삶에 든든한 조력자가 되길 기원합니다.

                        부산 몰운대 일출의 기운을 담아

                              이혁 배상